中医经典古籍集成（影印本）

宋·刘昉 编著 李剑 张晓红 选编

幼幼新书（七）

南方出版传媒
广东科技出版社
·广州·

图书在版编目（CIP）数据

幼幼新书：全12册 /（宋）刘昉编著．—影印本．—广州：广东科技出版社，2018.4
（中医经典古籍集成）
ISBN 978-7-5359-6890-6

Ⅰ．①幼⋯ Ⅱ．①刘⋯ Ⅲ．①中医儿科学—中国—南宋 Ⅳ．①R272

中国版本图书馆CIP数据核字（2018）第045221号

幼幼新书（七）
YOUYOU XINSHU（QI）

责任编辑：马霄行　曾永琳
封面设计：林少娟
责任校对：蒋鸣亚　冯思婧
责任印制：彭海波
出版发行：广东科技出版社
　　　　　（广州市环市东路水荫路11号　邮政编码：510075）
http://www.gdstp.com.cn
E-mail: gdkjyxb@gdstp.com.cn（营销）
E-mail: gdkjzbb@gdstp.com.cn（编务室）
经　　销：广东新华发行集团股份有限公司
印　　刷：广州一龙印刷有限公司
　　　　　（广州市增城区荔新九路43号1幢自编101房　邮政编码：511340）
规　　格：889mm×1 194mm　1/32　印张16.75　字数400千
版　　次：2018年4月第1版
　　　　　2018年4月第1次印刷
定　　价：1288.00元（全套共十二册）

宋·刘昉 编著

幼幼新书

（第二十一卷至第二十三卷）

据中国中医科学院图书馆馆藏日本据宋墨书真本手抄本影印

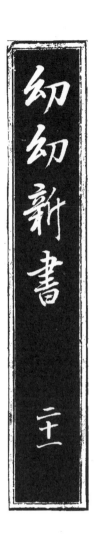

幼幼新書

二十一

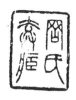

幼幼新書卷第二十一　諸寒羸瘦凡十六門

胎寒第一

虛寒第二

胃中有寒第三

胃膈滿痛第四

心痛第五

腹痛第六

腹脹第七

冷熱不調第八

胃氣不和第九　脾胃附

巢氏病源 小儿胎寒小儿在胎时，其母将养取冷过度，冷气入胞，伤儿肠胃，故小儿

乳食不下第十

膈气第十一

气逆第十二

肌肤羸瘦第十三

病后虚羸第十四

病后声不出第十五

病后不能语第十六

胎寒第一

生之後，冷氣猶在腸胃之間，其狀兒見腸胃

冷不能消乳哺，或腹脹，或時毄利，令兒顏

色青𪘏，時時啼者，是胎寒痛也。

千金翼論：兒生有胎寒則當腹痛，痛者軀

啼時時吐呎，或腹中如雞子黃者，按之如

水声，便沒沒已後，出此，兒所苦，爾宜早服

當歸九，方見軀啼門。黃耆散即愈。闕方

婦九，方見軀啼門。千金方同。

茅先生有小兒初生下一日胎寒候，口舌

冷腹虛鳴，面臉青色，哭乳有妨，此形候本

因受胎六箇月，因母有疾，被伏熱佳末才

兒胎中飲熱血，故受胎積之病治者先以

朱砂膏，方見驚門中。妳上吮一，然後用鎮心丸，

方見驚門。與相夾用之，一日下四服至晚，

有紅涎通利，即下匀氣散，方見和門中。

治之即愈。如見都不進妳，及肚膨脹，手捏

拳目微視，面黑色，死候不治。此茅先生一

母伏熱往來，兒飲裏血後茅先生歌中卻

云，風邪夾冷藥氏病源，始云，母脈冷過度，

冷氣入肥，又云，兒腸胃冷，不能消乳粟，

氏病源，每茅先生有不同愛，宜審愛之，

惠眼觀證 凡生下中肥寒，其候本因受胎

六七箇月，女有疾被寒熱往來，或傷冷毒，

3048

見在胎中飲血，故受胎積，所以生下口冷
腹脹，以大驚丸，方見一切驚，研與牙兒喫，
及參苓散，方見冒氣，中服之，養其氣
不知門中
芽先生有小兒中胎寒歌，

　人中鼻下有青色，乳兒難消瘦色同，
衣薄中寒如見此，風邪火冷上來攻，

聖惠治小兒胎寒聚噎，弄舌軀啼，又張怒

驚，當歸散方，

當歸 炒劉做　　細辛　　黃芪

黃芩°　　　龍骨 研細　　桂心

赤芍藥 各乙兩

右件藥搗羅為散每服以乳汁調下一

字日三服更看兒大小以意加減服之

妙、

嬰孺治少小大便青不欲食皆是胎寒當

歸丸方、

當歸　　　人參　　　芍藥 各三

芎 分三　　甘草 分四

右為末乳汁和先食服麻子大一丸日

進三服末知稍加之

嬰孺治少小胎寒大人虛冷內或有實不

可吐下虛冷服礬石丸方

右用馬齒礬石燒汁盡為末棗膏丸大

人服梧桐子大二丸小兒以意減之心

腹中溫暖為度有實實去羸實下自斷

神良

嬰孺治少小胎寒腹痛大便青芎丸方

芎　各二　　麝香　各三　　芍藥　各三

當歸　分　　黃芪　　　　　䗪蟲　分炒

牛黃　分乙

右為末，蜜丸，二三日兒胡豆大，一丸，不知稍加之，一方有甘草無人參，

嬰孺治小兒胎寒，腹中疗痛，黃芪湯方

黃芪　黃芩　芍藥各六

當歸二　甘草　芎各四

生姜

右以水五升，煮一升五合，去滓，有日兒半合，分三服，

虛寒第二

錢乙論腎虛若見本虛怯由胎氣不成則

神不足，目中白睛多，其顱即解，顱門面色
㿠白，此皆難養，縱長不過八八之數若姿
色愁多，不及四旬而已，或有因病而致腎
虛者非也。又腎氣不足，則下竄蓋骨重，惟
欲墜於下而縮身也。腎水陰也，腎虛則畏
明皆宜補腎地黃丸主之，方見本門

錢潡論小兒脾胃虛弱，不能飲食或經諸
大病已漸損傷榮衛致令肌体羸瘦時時
下痢面色青白，变成虛羸病宜用丁香黄
耆散，方見本門

錢乙地黃丸方

熟乾地黃 焙秤 八才　山茱萸

乾山藥　澤瀉　牡丹皮

白茯苓 去皮各三分

右為末、鍊蜜和丸、如梧桐子大、三歲以

下二丸至三丸、溫水空心化下。

殷澍丁香黃芪散方、

綿黃芪剉　丁香　人參去芦頭

當歸乾洗焙　白术炮

鱉甲醋炙黃去祝裙各一兩　胡黃連

甘草半兩灸各兩

右件捣羅為細末每服一錢水一盞入

生姜二片棗二枚同煎五分去滓温服

食嗽、

惠眼觀證附子散治吐瀉及傷寒脾虚腹

熱或手足冷虚汗不已喉内虚喘此藥能

回陽陽散一名回

附子炮去皮火

人參　桔梗各半　甘草

北前胡　麻黄去節乙兩

右為末隨大小加減每服半錢至一錢、

3055

淡淡姜湯調下、此藥能補虛。

寶童方治腰內虛鳴、為藥丸。

天台烏藥　蒼朮炒令黃色用　各二兩、細剉

木香　　甘艸分　各乙　　肉豆蔻二枚

右為末醋糊為丸如此○大、每服七丸

至十九、炒姜蔥酒下。

劉氏家傳、水仙丹、童男室女一切癆病皆

可眠、

好辰砂四兩、細研

右用白茯一兩、木通半兩、白歛半兩、清

麻油四两将上件药三味同熬用之，武

火时以筋熬药在水中，候油单不致软

漫即去药，存油，摊冷旋旋取和前项朱

砂末一，如麵剂候和成即用新水一盆

揉皂角在内，将和成朱砂洗去油为度

别用净器以新水浸之，每服五七九至

十九，施九如梧桐子大，水一日一易上

用濕紙蒙盖以防尘土，治男子丈夫妇

人及童男室女，五劳七伤一切損病皆

蒸瘅瘋三痟水煙脚氣癱瘓九藥不能

效者，悉能治之。

張氏家傳三洞白丹，治脾胃重傷、虛竊短
氣、泄瀉痢疾、水穀不化、全不入食、脾胃欲
絕，服之見效如神。

琥珀　砒如粉　一兩研　白石脂　研　一兩

右同研令勻，臘以糯米煮爛拌勻，為丸
如○○○。大陰乾，令透排鋪新瓦上，安
紅熟炭排滿煆成灰，放令取出，大人每
服三粒，甚者五粒，各以清飲下，小兒用
小丸子服了，忌喫熱物半時。

司氏家傳和氣散小兒或面青黃手足逆

冷不思食方、

厚朴 姜製 半兩　　人參

甘草 炒 乙及　　茴香 子二

右件為末加減用水煎、

長沙醫者鄭愈傳治虛寒吐瀉或取轉後

皆可胶補樂、

人參　　茯苓 各二　　琥珀 黃芪 半

阿子肉 乙分

右為末每服半錢水一小盞姜棗同煎

六分，連進二服，忌生冷。

脾中有寒第三

巢氏病源：脾臟有寒候，三焦不調，則寒氣
獨留膈上，不通則令兒乳哺不得消下，蘊
釀臭膏膈疰滿，甚則氣息喘急。

聖惠治小兒脾膈有寒，或時嗽逆，不欲乳
食，訶梨勒散方。

訶梨勒　乙兩，煨　用皮　　麥門冬　焙　去心　　白术

五味子　炙微　剉　　人參　頭

甘草　赤剉　　白茯苓

陳橘皮湯浸去白焙各半兩　細辛乙分

右件藥搗粗羅為散每服一錢以水一

小盞煎至五分去滓不計時候溫服更

量兒大小加減服之

聖惠治小兒胃中有寒多吐清水不饮乳

食人參散方

人參去芦頭　厚朴刮去粗皮塗生姜汁炙令香熟

陳橘皮湯浸去白　當歸　丁香各半分　白术各半

右件藥搗麤羅為散每服一錢以水一

小盞入生姜少許同煎至五分去滓不

計時候溫服，量兒大小，以意增減。

聖惠治小兒膏中有寒乳哺不消，腹中疼
滿逆不能食乳，內豆蔻散方

內豆蔻　　　人參去蘆頭　　白术炙微

白茯苓　　　藿香　　　　　甘草赤剉

木香　　　　厚朴姜汁刮去皺皮，塗炙令香熟

乾姜炮裂剉半兩

訶梨勒煨用皮　各半及

右件藥搗，粗羅為散，每服一錢，以水一

小盞，煎至五分，去滓溫服，日三服，量兒

大小加減服之、

聖惠治小兒胃中有寒氣逆嘔吐、溫膈散

方、

人參 去蘆頭　丁香　草豆蔻 去皮

甘草 赤剉小微　陳橘皮 湯浸去白焙各乙分

訶梨勒 用皮煨

右件藥搗羅為散、每服一錢、以水一

小盞、煎至五分、去滓、不計時候溫服、更

量兒大小、加減服之、

聖惠治小兒胃中寒氣積滯氣逆不下乳

食草豆蔻散方

草豆蔻 三枚去皮　人参 前胡芦頭 各去

檳榔 分灸一　訶梨勒 半两煨 用皮

甘草 芉分灸 微赤剉

右件藥搗粗羅為散每服一錢水一小
盞煎至五分去滓不計時候温服更量
大小以意加减

聖惠治小兒胷中寒氣結寒不通時散嘔
吐前胡散方

前胡　人参芦頭 各去　白术

陈橘皮 汤浸去白瓢焙

厚朴 去粗皮剉坐生姜

甘草 微炙剉 半分炙

高良姜 剉

藿香 乙各用分

右件药捣粗罗为散，每服一钱，以水一小盏，煎至五分，去滓，不计时候温服，更量大小，以意加减。

浑身壮热四稍寒，奥食千般撼不肴，

多睡沉沉饶眼涩，遍身如栗怯衣单，

都缘冷气攻心肺，乾呕时时乳不餐，

3065

桔梗白术白附子，水银调合求身安。

术灵丹

白术 煨微　苦桔梗 两各半　香附子 半乙分

黑锡砂 锡各半结者　一分水银少

右并为末，次入内豆蔻末二钱和麯三钱同煮糊为丸如菉豆大，每服三丸空心乳食前温水下，日三服，忌毒物。

婴孺治小儿育中冷气停结方。

甘草 炙三分　黄耆 分三　当归　芍药　人参　芎

細辛分各二

右切以水二升煮取一升二服一合日

進三服夜一服

肓膈滿痛第四

巢氏病源小兒肓脇滿痛候，肴養小兒，有

失節度而為寒熱所傷，寒氣入腹内，乘虛

停積後因乳哺冷熱不調，觸犯宿寒，峡氣

相繫不散，在於肓膈之間故令滿痛也。

五閟貫真珠懷，小兒氣痛候，因生冷所傷

而成，只在臍上下左右，痛是氣，宜木香散

治之、方見順門

千金治少小胁下有气，内痛喘逆，气息难、往来寒热，羸瘦不食，马通栗丸方

马通中栗 铢十八

紫菀　　细辛 两各半　　杏仁 汤浸去皮

　　　　石膏

秦艽　　半夏 七遍　　　茯苓

五味子 铢各六

右九味末之，蜜丸如小豆十九，日三服。

不知加至二十九。

五关贯真珠囊木香散顺气宽中，治膏肓

痞塞心腹刺痛，胁助胀满，饮食减少吞酸，

嘔逆噎悶，一切氣疾，並皆治之

木香　去土炒

青橘皮　各三兩　姜黃　剉

麥蘗　各五兩　蓬莪茂　四兩　甘草　炒

鹽　炒各十　一兩

右為末，每服一錢，沸湯點服，不計時候

外臺甲乙經灸法，勞宮一名五里，在掌中

動脈，灸二壯，主熱病癸熱，滿而欲嘔噦，三

日以往不得汗，拭悵肓腸痛不可反側，欬

滿溺赤，大便血，衂下吐嘔，吐血，氣逆，噫不

3069

吐、嗌中痛、食不下、善渴、口中爛、掌中熱、風
熱、善怒、中心善悲、累嘔、歡欬、善笑、不休、煩
心、欬、寒熱、善噦、少腹積聚、小兒口中涎臭
肓、脇支滿、黄疸、黄目

心痛第五

聖惠夫小兒心痛者、本非起於心、即邪氣
客於心主之脉、夫少陰者心也、五藏六腑
之所主也、精神之所舍、其藏堅固、邪不能
干干之即傷心、傷心即神去、神去即死矣、
故諸邪在於心者、皆在於心包絡脉、包絡

者心之别脉也。故少阴不病，夫心痛者，邪气上逆痓而不散，或伤寒气邪冷搏於经络。故发心痛也。

茅先生论小儿生下五箇月日上至七岁，有结癖在腹，或塊如梅核大来去，或似卵大，常叫疼痛不在者，亦分数類在心頭痛者为把心气在左胁下痛者为痰气在右，胁下痛者为癖气在脐下痛者为吊气，在心頭痛者，下金铃散，方见本夹匀气散典心頭痛者，下金铃散，方见本夹匀气散典服，方见胃气在於右胁下痛者，下蓬莪术

散灸犍脾散與服，在臍下痛者，下芸臺散，

夾尚香散與即喫愈，如見面黑眼視鴻黑，

血鼻口冷手足冷不進食也，餘方並見癥癖

門此氣本門中注，

嬰童寶鑑云，小兒伹心啼有時歇者心痛，

嬰童寶鑑云小兒心疼是邪氣攻於胃管

也、

葛氏肘後小兒卒心痛腹脹堅如石湍、氣

喘息方、

右以好塩如鶏子大，㵼水三升煮取三

沸內攪消取半分，為三服、神驗大良、

外臺范汪芫花湯主卒心痛連背，皆痛連

心、心腹並㤭痛，如鬼所刺絞急欲死者

芫花　　　大黃 各十分

右擣下篩取四方寸匕，著二升半苦酒

中合煎一升二合，頓服盡漬史當吐，吐

之便愈芫小從少起此療強實又良，若

虛冷心痛恐末灾可服、

外臺千金療芫小卒中惡心痛方

苦參 三兩　　　好釀醋 半乙升

右二味以醋煮苦參取八合，強人頓服

3073

老小二服、

聖惠治小兒心痛，但覺兒將手數數摩心

腹即啼是心痛不可忍，宜服芍藥散方。

赤芍藥　　　　　人參 去芦頭　　白术

黄芩　　　　　川大黄 剉微炒　當歸 己上各一分

右件捣粗罗為散，每服一錢，以水一小

盏，煎至五分，去滓，不計時候，量兒大小

分减溫服。

聖惠治小兒心痛，手足不和，木香散方。

木香　　　　白术　　　　桔梗

3074

赤茯苓各乙　高良姜半分

右件藥搗粗為散。每服一錢。以水一小

盞煎至五分。去滓。稍熱頻服。量兒大小

以意加減。

聖惠治小兒心痛不可忍。桃仁散方

桃仁湯浸去皮尖。麩炒微黃

桔梗桂心半兩　各　甘草炙微一　赤芍藥赤剉分

右件藥搗粗羅為散。每服一錢。以水一

小盞煎至五分。去滓。不計時候溫服。量

兒大小。以意加減。

3075

聖惠治小兒心痛發歇不定蓬莪朮散方

蓬莪荗　　　人參去芦頭　　桂心

黃芩　　　　人參○　　　　木香

地黃　　　　甘草炙微赤剉乙分上各乙分

右件藥搗細羅為散，每服不計時候，以

橘皮湯調下半錢，量兒大小，以意加減

服之。

聖惠治小兒心痛不止，桂心散方，

桂心　　　　當歸剉微炒　　梔子仁各半兩

右件藥搗細羅為散，每服不計時候，以

3076

橘皮湯調下半錢，童兒大小，以意加減。

茅先生治小兒心痛金鈴散。

金鈴子炮去核　蓬莪术煨地各　苗香
木香炮　荊三稜半兩

右件為末，每服一錢半錢，用熱酒調下。

張氏家傳治男子女人小兒脾疼久瘥，心

氣痛患。

木香　兩塊如噎、皂子大、
乳香　半塊如杢、皂子大、
巴豆　不出油、去皮、　　班猫　去火頭足翼、各二七夕

3077

五靈脂　一塊指大　中

右七味為細末，醋糊丸如芡子大，每服

三九，用菖蒲湯下，婦人艾醋湯下，小兒

兩服至三九，如袞顫氣攻痛不忍者一

服應效。

王氏手集治心痛不止普救散，

沒胡索二兩　香附子一兩乙

右為細末，每服一錢，白湯點服。

王氏手集應痛散方，治小兒心痛，

石菖蒲炒　肉桂炒各半兩　五靈脂二兩

白附子 地過土内 去火毒　　　　木香 炒各

嚕蔔子 炒　　　　　　　　　　　乙兩

右為細末，每服半錢，熱酒調下。

腹痛第六

劉氏病源 小兒腹痛候，小兒腹痛多由冷

熱之氣與藏氣相繫故痛也，其熱而痛者，

則面赤或壯熱，四肢煩手足心熱是也，冷

而痛者，面色或青或白，甚者乃至面黑唇

口爪皆青是也，

茅先生小兒有中熱痛詩

3079

非時面赤色　　壯熱四狀煩

手足心多熱　　心中热痛難

茅先生小兒有中冷痛詩。

面青面白由自可黑色同青瓜一同，

此是腹心生冷痛須将温藥裹頭攻。

嬰童寶鑑小兒腹痛腹滿不食等歌

腹內元由冷，　　仍為痛所因，

實加邪热感，　　腹滿少精神，

大小便目澀，　　腹中結實停，

脾家先有冷，　　聞食不開唇。

3080

肥肉因斯瘦　榮衰氣不勻

若逢如此患、莫遣久沉淪、

嬰童寶鑑小兒腹堅歌

姙娠先須忌數飱．莫令風冷致胎寒

兒生嗟咂嫌乳、肚痛頻生腹亦堅

萬氏肘後隱后效方．小兒夜啼驚不安、此

腹痛故也．至夜輒劇狀如鬼祸．五味湯．

五味子　　當歸　　朮分各四

甘草炙　　桂心分各二

右五物切以水二升．煮取一升．分為三

服犬良。

葛氏肘後徐王神效方。治未滿百日。兒患

腹痛。

　豚子卵一枚　當歸一分

右水三升、煮取七合、塗之乳頭、令小兒

飲以意量之佳。

圖經徐王效驗方、主小兒腹痛大汗出、名

寒仙。

右濃煮梨葉取七合、以意消息三可作

四服飲之、大良。

聖惠治小兒腹痛不可忍鱉甲丸方

鱉甲　黃去裙襴醋炙令　防葵

訶梨勒煨用皮　川大黃炒剉微　人參去蘆

郁李仁湯浸去皮尖微炒別研入　當歸剉微炒各半兩

右件藥擣羅為末煉蜜和丸如菉豆大

不計時候以粥飲下五丸得微利差量

兒大小以意加減

聖惠治小兒冷熱不調腹内多痛當歸散

方

當歸剉微炒　枳殼麩炒微黃去瓤　赤芍藥

川大黄剉微炒已　上各半两

右件药捣麁罗为散每服一钱以水一

小盏煎至五分去滓放温量儿大小分

减服之、

聖惠治小儿卒吐下腹痛不止、人参散方、

人参去芦头　当归剉微炒　甘草炙微赤剉

乾姜炮裂　黄耆剉各半两　细辛乙分

右件药捣粗罗为散每服一钱以水一

小盏煎至五分去滓稍热服量儿大小

以意加减频服

聖惠治小兒傷冷腹痛青橘皮散方。

青橘皮　湯浸去白　瓤焙各

赤芍藥　半兩

桔梗

右件藥搗粗羅為散。每服一錢。以水一小盞。煎至五分。去滓。不計時候。量兒大小分減與服。

聖惠又方。

木香

高良姜

白术

人參　去芦頭

厚朴　姜汁炙令香熟各乙分

右件藥搗細羅為散。不計時候。以粥飲

3085

調下半錢，量兒大小，以意加減。

博濟方治小兒脾痛，兼和氣止瀉及腹脅刺痛，起止疼痛，不思飲食，香朴散。

厚朴 一兩　木香　麥蘗 炒

神麯 炒

陳橘皮 去白各　青橘皮 去白 一分

右為末，每服半錢，溫水調下。

譚氏殊聖方

小兒虛眠不消磨，喘息饒粗不柰何，心腹滿疼難可忍，總過一月變沉痾。

急須求取還元散白术蒼龍除結多

更入水銀知母搏當歸止痛便平和

敗毒散

白术 地 龍齒

當歸 分 各乙 水銀 一分以銀箔結 砂後入余藥 知母

右為末每服半錢橘皮湯下

嬰孺治小兒腹痛夭紽不能哺乳茯苓丸

方

茯苓 黃連 各乙 兩

右為末用噤為丸如大豆大飯下量加

婴孺，治小儿腹痛夜啼方

牡丹心去　代赭石　芍药分各二

右为末，密为丸，二小豆大，饮下稍加之。

钱乙附方和中散，和胃汤，气止吐泻，定烦

渴，治腹痛思食。

人参切去顶焙　白茯苓　白术

甘草炒　乾葛剉　黄耆

白扁豆炒　藿香叶分各等

右为细末，每服三钱，水一盏，乾枣二箇，

去核，姜五片，煎至八分，食前温服。

3088

安液寬中湯 方治心腹疼痛不可忍者、

高良姜　木香各半两　丁香各

青橘皮炒　桔梗　甘草乙分

右件搗羅為細末、每服半錢溫酒調下

安液又方蓬莪茂丹、

蓬莪茂炮製熱剉研　人参　當歸洗焙乾各一两　桂心两

木香　各半

黑牽牛炒微黄

右件搗羅為末、細白麵糊為丸、如黍米

大、每服十粒、煎生姜湯下、量兒大小、加

張渙溫胃丹治腰痛啼哭不止

人參去蘆頭　白术　五味子

當歸乾焙　高良姜各半　木香兩乙

右件搗為如末白麵糊和丸如黍米大

每服十粒米飲下

張渙又方橘香散

青橘皮炒　吳茱萸　木香各半

當歸洗焙乾乾姜各一兩　丁香兩兩各半

右件搗羅為末每服一錢水八分一盞

入生薑二片、煎五分、去滓放溫熱、服、食
前

嬰童寶鑑治小兒瀉不思食腹中痛溫脾
丸方

草荳蔲　二个、繫閒内乳香一皂
甘草　五寸、猪胆中、月麩裹、煨熟、
麝　各乙　浸矢黄色、　　　朱砂末
右件為末、研飯為丸、如夢蔔子大、飲飲
下十九、

惠眼觀鷩、槐角丸、治氣疾腹内常痛及消

3091

積滯

槐角末 先以蜜炙為
丸如乙子用

巴豆 爛入諸末再研
二立不出油研

右以爛飯為丸、如此。大每服五丸、生
姜湯下空心服之、

劉氏家傳小兒腹痛痃癖

右用水磨烏藥、煎服煮、

莊氏家傳小兒未能語、啼哭不能辨者、

當以手候其腹、如有實硬處、即是腹痛、治

之方、

右研坐薑取汁，暖令温，調麵成糊，攤紙
上，貼臍心，立效。

胡氏家傳治脾疼脅脹，和氣止渴及腰內
刺痛不思飲食，香朴散。

厚朴 一兩，去粗皮，
生製一宿矣

神麴

青皮 各炒

麥蘗

木香 巳上各
乙分

右件末安膠一錢，或半錢，熟水調下。

腹脹第七

巢氏病源小兒腹脹候，腹脹是冷氣客於
藏故也。小兒腑藏嫩弱，有風冷邪氣客之。

搏於藏氣則令腹脹，若脾虛，冷移入於胃，

食則不消，若腸虛，冷氣乘之則變下利。

錢乙論腹脹由脾胃虛氣攻作也。實者悶

亂滿喘，可下之、用紫霜丸、白餅子、<small>紫霜丸方見積眠門中、白餅子、方見搐門中、</small>不喘者是虛也，不可下。若

候下則脾虛，氣上附肺而行，肺與脾子母

皆虛，肺主目胞腮之類，脾主四肢，母氣虛

甚，即目肥腮腫也，色黃者屬脾也，治之用

塌氣丸漸消，<small>方見胃</small>不和門中，未愈漸加丸數，不

可以丁香木香橘皮荳蔻大溫散藥治之。

何以然，脾虚未出腹胀而不喘，可以散药
治之，使上下分消其气即愈矣。若虚气已
出附肺而行，即脾胃内弱，每生虚气，入於
四肢而咱矣。小儿易为虚实，脾虚不受寒
温，胀寒则生冷，胀温则生热。当识此勿悮
也。胃气热多生疮病，或引饮不止，脾虚
不能胜胃，随肺之气上行於四肢，若水状
肾气侵浮於肺，即方喘也。此当服揭气丸。
方见前病愈後四末红者，虚衰未復故也。治
同前病愈後四末红者，虚衰未復故也。治
腹胀者，譬如行兵战冠，於冠称未出其林。

以兵攻之，必可獲冠，若出林不可急攻，攻
必有失，當以意漸攻之，即順也，治虛腹脹，
先服塌氣丸，黃同　方見不愈腹中有食積結糞，
小便黃時微喘脉伏而實時飲水不能食
者，可下之，盖脾初虛而後結有積所治旦
先補脾後下之，下後又補脾即愈也，補肺
恐生虛喘．

嬰童寶鑑：小兒腹脹為脾胃虛冷氣不順，
故腹脹也，

嬰童寶鑑小兒腹脹歌．

風冷結在藏，因成為瘕脈，

冷極氣相并，泄瀉定須成，

葛氏肘後小兒腹暴病滿欲光方

半夏少炮

　随多

右下節，酒和之眼，如栗粒大五九，日三，

立差，

千金治少小腹脹滿方，

右燒父母指甲灰乳頭上飲之，

千金又方，

右以𦸈根和汁，豬脂煎，細細服之，

千金又方、

右以車轂中脂、和輪下土、如彈丸吞之、

三愈。

千金又方、

右用米粉塩豉分、炒變色、腹上摩之

仙人水鑑分氣丸、治大人小兒一切冷氣、

攻則四肢心腹脹滿、宿患氣塊、破腹泄痢、

婦人產前產後室女一切不測之方、

楝丁香 分一 白芷 洗焙 三兩 木香 見火 半兩 乙兩 不

陳橘皮 二兩 湯洗取凈 并草冬

3098

縮砂仁乙百、生姜乙斤、連皮切作錢子、用塩一兩拌勻、掩一宿、銀石器中炒、令乾、每用一兩。

右七味、丁香木香別搗、餘為末合研用煮糊搜木臼中杵丸如鷄頭大一切氣真阿魏一彈大、湯化去渾飛羅麵兩匙、每服一丸、細嚼空心塩湯鹽酒任下、心腰膝滿宿患生姜橘皮湯下、婦人一切病患、炒姜酒下脚漆少力、阿魏煎酒下、破腹瀉痢姜塩粥飲下、室女一切不側疾患當帰酒或紅花酒嚼下、早晨一丸能消癖癖，小兒腹脹，湯化服半丸。

外臺劉氏療小兒肚脹，漸瘦不食，四肢熱不調方。

甘草 炙　鱉甲 炙　柴胡

茯神　子芩 分各六　訶梨勒皮一枚

檳榔 ケ三　芍藥　橘皮 分各三

生姜　當歸 分　知母 分五各四

大黃 分八

右十三味切，以水一升半，煎取七合，分

為數服得瀉病差。

外臺廣濟療小兒心腹滿喫不可下地黃飲

子方

生地黃汁合三　生姜汁合三　白蜜一匙

訶梨勒末用皮四分

右四味相和調勻分溫服之微利尤良

子母祕錄治小腹眠

右用胡粉塩熬色變次摩腹上兼治腹皮青若不理須史死

子母祕錄治小兒心腹胷脇煩滿欲死者

方

3101

右用鷄子殼燒末、酒調服方寸匕、

姙驗後方、治大人小兒喫雜生果多腹服
氣急、

右以內桂碾末、飯丸如菉豆大、小兒熱
水下五丸、大人十丸、未瘥再服、

聖惠治小兒脾虛腹服不能乳食、訶梨勒
方、

訶梨勒皮　煨用　厚朴　去粗皮塗生薑
　　　　　　　　　汁炙令香氣　乾姜㕮剉

陳橘皮　湯浸去白㕮
　　　　研各半兩　　乾姜炮裂

甘草　赤剉　炙微剉　木香　　白术

人参去芦頭各二分

右件藥擣羅為末，煉蜜和、丸如麻子大。
每服以粥飲下五丸，日三四服量兒大
小加減服之。

聖惠治小兒脾胃虛冷、腹脇脹滿、四肢不
和、乳食全少、丁香散方。

丁香　　桂心　　白术
人参去芦頭各二分　厚朴去粗皮塗生姜
陳橘皮焙各半兩汁炙令香熟

右件藥擣粗羅為散、每服一錢以水一

小盞，入生姜少許、枣一枚，煎至五分，去

滓温服，日三四，更量児大小，加減服之

聖惠：治小児胺虚脹、木香散：

木香

川大黄剉、炒微　麝香細研　各

桑根白皮剉　陳橘皮焙暘浸去白瓤　乙分

益智去皮

草豆蔻去皮半兩各

右件藥，搗、粗羅為散，每服一錢，以水一

小盞，入生姜少許，煎至五分，去滓，不計

時候，量児大小，分減服之。

聖惠：治小児脾氣壅、脹滿虚熱、不能飲食。

大小腸氣滯赤茯苓散方。

赤茯苓　　　　木通　剉　　　　人參　去
蘆　頭

甘草　赤剉
微炙　　　　枳實　麩炒
微黄　　　　當歸　各一分
剉微炒

川大黄　半兩剉
微炒

右件藥搗羅為散，每服二錢，以水一小
盞煎至五分，去滓不計時候溫服，量兒
大小，以意加減。

聖惠又方。

青橘皮　白瓤去
焙　　　鼈甲　黄去
湯浸裙去
襴　　　莨菪　窒酥
微炙　　　赤茯苓

枳殼〔麩炒微黃去瓤各乙分〕　　川大黃〔炒剉微〕

川朴消　兩

右件藥擣粗羅為散，每服一錢，以水一

小盞，煎至五分，去滓，不計時候溫服，量

兒大小，以意加減。

聖惠治小兒心腹氣脹，肓膈煩滿，前胡散

方

前胡〔蘆頭去〕　丁香　甘草〔炙微赤剉〕　半兩

人參〔去蘆頭〕　各一分

右件藥擣，粗羅為散，每服一錢，以水一

小盏，煎至五分，去滓，不計時候，溫服，量
兒大小，以意加減。

聖惠治小兒心腹脹滿，乾嘔不止，人參散
方。

人參去蘆頭　甘草炙微赤剉

陳橘皮湯浸去白焙各一兩

右件藥搗粗羅為散，每收一錢，以水一
小盏，入生薑少許，煎至五分，去滓，不計
時候，溫服，量兒大小，以意加減。

聖惠治小兒心腹脹滿，喘粗不下食方。

3107

牽牛子炒　木香　　馬兜苓各分乙

右件藥搗粗羅為散、每服一錢、以水一

小盞煎至五分、去滓、不計時候、量兒大

小以意加減。

聖惠治小兒氣不和、心腹脹滿、不欲乳食。

檳榔散方

檳榔　　厚朴去粗皮塗生薑汁炙令香熟各半兩

丁香分乙

右件藥搗粗羅為散、每服一錢、以水一

小盞煎至五分、去滓、不計時候溫服、量

兒大小，以意加減。

惠治小兒腸內氣壅脹滿不下妳食方

川大黃 半兩 剉炒　青橘皮 腸浸去 白瓤焙

木香 各乙　檳榔 分

右件藥擣粗羅為散，每服一錢，以水一

小盞，煎至五分，去滓，不計時候溫服，以

利為效，量兒大小，以意加減。

嬰孺治小兒中氣心腹脹堅疼痛顏色青

黑，犬便不通方。

桃仁 七ケ 碎　芍藥 五分

桔梗

3109

黄芩　柴胡　升麻　各五分

大黄　杏仁四十个去尖　甘草二分　麝豆大四大

兕臼四分

右以水四升，煮一升二合，为四服，量児大小、增减水药。

嬰孺大青汤，治少小服药得大吐下後，躰壮热，精彩慢或微气満而有結气方。

大青二分　麻黄去　大黄

甘草炙各一分

右以水三升，煮麻黄减三合，掠去沫，内

药煮一升，为四服，日进三服，夜一眠。

褐澳治小儿娇藏怯弱风冷邪气客之，令
儿腹腹气不宣通甚者变为下痢，厚朴丹
方。

厚朴 去粗皮堃生姜

木香 汁炙令香熟 白术 炮各一两 丁香 牵牛子 炒一分乙

青橘皮 去白半两

右件捣罗为细末炼蜜捣成膏如黍米
大，每服十粒，煎陈橘皮汤下。

褐澳又方，木沉散。

木香　益智子皮去　沉香

草豆蔻麵裹炮　蓬莪茂　白豆蔻各半兩

右件搗羅為細末，每服一錢，水八分一

盞入生薑三片，煎至五分，去滓溫服。

○九篇衛生腺氣丸，療小兒腹脹氣急。

蘿蔔子半兩用巴豆肉一分拍破同炒黑色去巴豆不用

木香分一

右同為細末，水浸蒸餅心和丸如菉豆

大，每服五丸，橘皮湯下。

張氏家傳治小兒食傷，或病妳至冷腹脹

3112

紫霜丸

生姜切成 片子

巴豆 去皮 各半兩

巳上二味，用好醋一大碗，煮乾去姜取

巴豆研細

雄黃　朱砂 各半 研細
　　　並研細

右件一處為末研勻，用蒸餅糊為丸如

粟米大小兒食傷三粒，腸脹喘息，分減

大小用食湯下，魚時

蔣氏家傳治渴腹脤脹脤，又消又脹，塌氣

散子

厚朴　去皮用姜汁浸，窒炙煙盡為度

陳橘皮　馬牙硝兩　各半

地龍淨洗土秤

右件入乳鉢研，每服半錢，用冷米飲調

下。

莊氏家傳喫果子木瀝。

右用黃牛涎，以宿蒸餅丸，如豌豆大，桂

心湯下五丸。

趙氏家傳治小兒腹脹哽氣散冷熱氣褐

丸子，

蓬莪茂

荬蒿子炒　黑牽牛炒各半兩

3114

胡椒一分

右為末，麵糊丸如黃末大，食後夢蔔湯
下五七九，張氏家傳方同，亦治脾胃不
和，飲食乍多乍少，大便忽稀忽止，面黃
膏禹腹脹瘦腿

尚氏家傳治小兒腹脹氣麁，乍寒乍熱，時
作馮痾，救真丸

巴豆壳去　雄黃各半兩　朱砂乙大乙七

乾薑二塊用醋乙同巴豆煮升

右同研勻水浸蒸餅為丸，梧桐子大，煎

芍藥湯下兩拱。

吉氏家傳塌氣散、治小兒疳虛腹脹、

甘草　　茴香　　白牽牛 炒各

木香 各乙

右為末、每服半錢、紫蘇湯下、

長沙醫者丁時發溫脾散、治小兒脾胃不

和、腹脅虛脹不欲乳食、精神困倦、或壯熱

增寒、

人參　　訶梨勒 分各三　白朮

木香　　黃耆　　茯苓

藿香　　陳皮　　桔梗各半兩

甘草一分　　沒石子七個

右為末，每服一錢，水一盞，姜一片，棗一

個，煎五分服。

長沙醫者丁時發傳木香丹，治小兒諸般

傷冷、冷物作熱及腹脹黃瘦

木香二大　　川烏頭三ケ炮裂　　皂角七寸去皮

縮砂　　巴豆三七粒出油者

右為細末，烏梅二七個蒸爛入衆藥為

丹如。大，每服三五粒，夢葡子姜湯下。

3117

長沙醫者鄭愈傳治大人小兒腹脹、并水蛊氣病、

雞子白（乙ヶ）　白麺（頭一匙）　輕粉（乙久）

右件和作餅子，小錢大，每服一餅、爐火内燒熟，紙緾上，去火毒，細嚼，臨卧服、

外臺甲乙經灸法懸鍾、足三陽大絡在外踝上三寸動脉中，按之陽明脉絶，乃取之灸五壯，主脹滿、胃胃中有熱不食、小兒虘滿不能飲食、

冷熱不調第八

聖惠論小兒冷熱不調者盖為乳食爭張。
寒溫失節或陰陽相勝氣血不調致令冷
歸下焦熱衝上膈若風冷入於腸胃則瀉
痢不定或腹中氣滿或時嘔逆不能乳食。
故謂之冷熱不調也。
飛渙論小兒所以多疾者盖為不能自保
攝全在乳母調節若哺乳爭宜則冷熱不
調熱衝上膈冷歸下焦致虛實不等水穀
不消逆傷脾胃胃氣虛則嘔吐脾氣虛則
泄痢挾積則變為下痢盖脾胃居常最宜

3119

調適，若疾證甚而不已，致令蟲動生風，便

致危困，豈不慎哉，

聖惠治小兒冷熱不調，胃氣壅滯，少思飲

食，木香散方，

木香　　　大腹皮劉　人參去

赤茯苓　　青橘皮湯浸去　前胡去

訶梨勒皮　柱心白煨

半夏湯浸七遍去滑剉　丁香

甘草炙微赤剉各一分

右件藥搗粗為散，每服一錢，以水一盞，

入生薑半棗大，煎五分，去滓放溫，量兒

大小以意加減服之

聖惠治小兒冷熱不調，可思飲食，食即不

消赤芍藥丸方

赤芍藥　　　　　川大黃 剉碎微炒

柴胡 去苗　　　　赤茯苓 各兩　桂心 乙分

鱉甲 塗醋炙令黃去 裙襴用一兩

右件藥搗羅為末，鍊蜜和丸，如梧桐子

大，乙二歲上，粥飲化破三丸，服日三服，

如四歲已上至七歲，服七丸，以粥飲下

聖惠治小兒冷熱不調腹內疼痛發歇不
定白术散方

白术 製

乾姜 炮製

甘草 炙赤剉 各一分

當歸 剉碎微炒

青橘皮 湯浸去白瓤焙

芎藭 各半兩

右件藥搗麁羅為散每服一錢以水一
小盞煎至五分去滓不計時候量兒大
小加減服之

聖惠治小兒冷熱不調腹痛下痢香連散

方

木香　當歸剉碎微炒　乾姜炮裂剉各乙兩

黃連須去　阿膠搗碎炒令黃各半兩

右件搗細羅為散每服以粥飲調下半

錢量兒大小加減頻服

聖惠治小兒冷熱不調大便或壅或通不

欲乳食訶梨勒散方

訶梨勒皮　大黃剉碎微炒各半兩

人參去蘆頭　檳榔　木香

桂心　芎藭各一

右件藥搗粗羅為末每服一錢以水一

小盏入生姜少許，煎至五分，去滓，不計

時候，量兒大小，加減溫服。

聖惠治小兒冷熱不調，大便青黄心腹多

痛，不欲乳食，當歸丸方

當歸 剉碎 微炒　　人參 去蘆　　白芍藥

芎藭 各三分　　甘草 炙微剉　　白术 各半兩

右件藥搗羅為末，以麵糊為丸，如麻子

每服以粥飲下五丸，日三服。三歲以上

加丸數服之。

聖惠治小兒冷熱不調，腹痛不可忍，或時

3124

寒熱、下痢膿血、木香散方。

木香 分一 芎藭 當歸剉微炒

桔梗去蘆頭 黃芩各半兩

右件藥擣羅為末、鍊蜜和丸、如梧桐子

大、不計時候以温生姜湯、研破二丸服

之量大小以意加減。

聖惠治小兒四五歲腹內冷熱不調、不能

飲食調氣散方。

白术 甘草炙微赤剉 人參去蘆頭各三分

厚朴一兩去粗皮塗生姜汁炙令香熟

3125

右件藥搗粗羅為散，每服一錢，以水一

盞，入生薑少許，煎至五分，去滓放溫，量

兒大小分減服之。

聖惠治小兒冷熱不調，或時下痢腹痛，不

能飲食犀角散方。

犀角屑　　　桂心

當歸剉碎　　黃連去須　　　人參去蘆頭　　　甘草炙微赤剉

陳橘皮湯浸去白　乾薑炮裂剉各半兩

右件藥搗粗羅為散，每服一錢，以水一

小盞，煎至五分，去滓放溫服之，日三服。

量儿大小，以意加减。

圣惠治小儿冷热不调，肠胃滞结壮热，或时两肋刺痛赤茯苓丸方。

赤茯苓 三分　当归 剉微 芎䓖 分各

川大黄 剉碎微炒 鳖甲 涂醋炙令黄去裙襕各三分

右件药捣罗为末，密和丸如菉豆大。每眼以粥饮下五丸，日三眼，量儿大小，以意加减。

太医局和中散，治小儿脾胃不和，呕逆恶心、冷热不调减食泄泻腹痛肠鸣少力嗜

臥

厚朴 去粗皮生姜汁塗炙六兩　　　白术 三兩

乾姜 炮　甘草 二兩 炙剉各

右為末，每服一錢，水八分一盞入生姜

二片，煎六分，去滓稍熱服，乳食前服

○譚氏殊聖治小兒冷熱不調，暴瀉注下，通

心氣，利小便，烏犀散

右用揀淨車前子杵羅為末，每服

甘草湯下，不以時候，

張渙調中散方，治小兒冷熱不調，致脾胃

3128

不和、

青橘皮湯　浸去白焙乾　白茯苓　人參　去頭蘆

木香　劉各末　丁香　白术　炮

大腹皮　劉　甘草　炙各半兩

右件搗羅為細末，每服一盞，水一小盞

入生姜三片，煎至五分，去滓溫服、

觀澳益胃丹方，調冷熟，和脾胃，

當歸　洗焙　木香　白术　炮

沉香　一兩　炮各　白芍藥　人參　去頭蘆

蓮莪术　一兩　媚砂仁　兩各半

右件捣羅為細末，白麵糊和，丸如黍米

大，每服十粒至十五粒，黝麝香湯下，量

児大小加減、

展澳三稜丹方，調冷熱，消宿食。

京三稜 地栗熱 先拍破

木香

乾姜 炮

半夏 生姜八兩，同捣藏成

陳橘皮 白浸去

丁香

桂心

右件為細末，鍊蜜和，丸如雞頭大，每服

一粒，生姜湯化下。

劉氏家傳三台丸、治五藏寒熱不調、或臚

張腸鳴而噫食、甚者嘔逆、大便色變、服之

令人大小便調、長肌肉方。

大黃煨　　前胡兩半　消石研別

葶藶炒別研　杏仁去皮別研　　各二　石研別

厚朴製姜　附子炮去　　各一兩　細辛去苗

半夏湯浸切　茯苓兩　各半

右為末、鍊蜜和、搗丸、如黍米大、每服一

歲兒五丸、飲下、以大小便調和止藥。

趙氏家傳治小兒冷熱不調、馮痢不止、腹

中疼痛、三聖方、

黄連　　乾姜炮　甘草炙等分

右為末、麹糊為丸、黍豆大、每服七丸、赤

痢井草湯下、白痢乾姜湯下、赤白痢二

旦湯下、

趙氏家傳人參丸、調氣、治小兒飲食不消

化冷熱不調方、

人參　　　　木香　　　　白术

蓬莪茂　　當歸細剉炒各半兩　白芍藥分乙

右件細末、湯浸蒸餅為丸、如黍米大、每

服十九，空心射香湯下，米飲亦得。

胃氣不和第九

張渙嬰兒飲乳自不知飢飽，全在乳母存節。若見兒啼哭定，是乳母即時令兒飲乳。若啼哭未定，氣喘未調，候兒急飲乳，即兒氣逆，乳不得下，久致嘔逆，甚則吐利，或胃虛痛。

錢乙論，胃氣不和，面㿠白，無精光，口中氣冷，不思食，吐水，當補脾，益黃散主之。本門方見

錢乙論，胃虛冷，面㿠白，色弱，腹痛不思食，

當補脾、益黃散主之，若下利者，調中丸主

之、方並見之、木門中

錢乙論、氣不和、口頻撮、當調氣、益黃散主

之、方見之、木門

聖惠治小兒冷傷脾胃、嘔逆及痢驚痼、人

参粥方、

人参去蘆頭　白茯苓各三分　粟米半

麥門冬去心一兩

右件藥都細剉、每服半兩、以水一大盞、

煎諸藥至七分、去滓、下米、作粥食之

博济方，调中顺气补虚，木香散。

草荳蔻百个，和同 人参

茯苓 防风 藿香兩，各半

陈橘皮去白一分

右为末，每服一字，或半钱姜盐米饮调下。

茅先生，小儿诸病匀气散方。

桔梗净洗乾拌五两 甘草 白姜一分，各洗

缩砂仁 陈橘皮去皺 茴香一兩，洗

右为末，每服半盏，用霜木瓜煎汤调下。

3135

如無即用紫蘇塩煎湯下,服一錢亦可。

○茅先生小兒調理衆病,醒脾散方。

木香 用濕紙裹,热灰內煨,

白术 濕紙裹热灰內煨令紙乾為度

草果子 去皮 甘草 炙

人参 白茯苓 陳橘皮 去瓤

紫蘇子

右已上等分為末,每服一錢,水六分盞,

姜錢一片,枣子半箇,同煎四分,通口服。

茅先生小兒活脾散方。

全蝎 四个 朱砂 一盏 別研 白附子 二

白姜蚕 直者八ヶ 麦夫炒

右為末腦麝少許每服一字半錢用金

銀薄荷湯下如嘔時用楠木煎湯下

○茅先生治小兒胃氣建脾散方

白茯苓 去皮 人參 各一兩

蒼术 用米泔浸一宿稱四兩 厚朴 三兩用姜汁炙

甘草 生半灸 草菓子 二兩 去皮 陳橘皮 五兩 去穰

右件為末每服一錢姜棗同煎隨大小

分減服

茅先生治小兒諸病調中飲方

肉豆蔻　　白术　　人参

陈橘皮去白　呵子炮去核　茴香

甘草炙　　缩砂仁己上各半两

藿香　　桂心　　槟榔二钱己上各

右为末，每服羊钱一钱，用美枣煎水，随

儿大小，五分四分煎通口服，

汉东王先生家宝补虚调胃气进乳食止

吐泻久不进食神妙、观音散方、

白扁豆炒微　石莲内心炒去　人参一分焙

茯苓半焙一不　神麹二不

3138

甘草 灸　　香白芷　　木香 炒

綿黃耆 剉碎用蜜水 拌灸各一兩

右為末、每服嬰孩一字、二三歲半錢、四

五歲一錢、用水一藥、或半 錢、益、棗子半 銀盞

簡、煎十數沸服

錢乙調中丸

白术　　　　人參 功去　　甘草 炒各

乾姜 炮四　　　頭　　　　　半兩

右為細末蜜丸、如菉豆大、每服半丸、至

五七丸、至三二十丸、食前溫水化下

钱乙塌氣丸

胡椒一兩　蝎尾去毒半兩

右為細末，麵糊丸，粟米大，每服五七丸，至一二十丸，陳米飲下，無時。一方有木香一錢，亦治腹脹。劉氏家傳。

钱乙益黃散方又名補脾散

陳橘皮一兩　青橘皮　訶子內

甘草半兩　丁香二　劉炒各

右為細末，每服二錢，水一盞，煎至六分，

食前溫服。

钱乙白术散

人参切去頭　　白术　　　木香

白茯苓去皮　　甘草炒　　藿香葉各一兩

乾葛剉二兩

右為粗末，每服一錢至二錢，水一盞至五分，溫服。如飲水者多，煎与之，無時。

張潔人参膏　應一切脾胃不和，並宜服之。

人参去蘆頭　　白术

藿香葉各半兩　白豆蔻一分　丁香

右件搗羅為細末，鍊蜜和成膏，如鷄頭

大，每服一粒至二粒，米飲化乳前。

張渙桂朴散，溫脾胃。

內桂　　當歸 洗焙乾各一兩　厚朴 製姜汁

白术 炮　乾姜 半兩　甘草 炙一分

右件搗羅為細末，每服一錢，水一小盞，

煎至五分，去滓溫服。

惠眼觀證參苓散，常服養氣安神益胃，此

藥不冷不熱，

紫蘇子　白术 半兩　人參 去蘆頭各　茯苓 去皮半

　　　　甘草 一分炙　木香 分半

右為細末、每服一錢、濃煎棗湯調下、此藥宜常服

患眼觀證、勻氣散、調中補益調理、用之不論諸疾、

縮砂仁　茴香 各兩　陳橘皮 承紅 三分

白姜 三兩　桔梗 兩　甘草 炮 二兩

右為細末、每服一錢、隨大小木瓜湯下、

寶童方、養脾湯、

厚朴 或炒 姜汁炙　蒼术 泔浸去皮

甘草 各四兩 鹽水浸

桔梗

桂（去粗皮） 白姜（炮） 茴香

縮砂（去皮）半兩 良姜三分 橘皮（洗）三兩

右件為末，入塩并烏梅少許，如茶點服。

實脾方，壯脾去積進食。

京三稜 蓬莪木（醋紙煨） 益智（去皮）四兩 青皮（去瓤）各二兩

甘草（炙）四兩半 陳皮 青皮（去瓤）

右為末，每服一錢，如湯點，或用姜棗煎

亦得不拘時候服。

實童方，調氣進食，治傷寒。

白芷 白姜各一 桔梗

3144

甘草　炙　　茴香　炒　　烏藥

陳皮　去瓤各半兩

右為末，每服二平錢，姜棗同煎七分，不

拘時候。

寶童方，治胃氣消食化痰，及心腹諸疾。

厚朴　去皮生姜汁浸炙熟

青皮　去瓤麩炒三分　　甘草　炙三

枇杷葉　去毛炙一分布拭　　藿香　各一兩

乾姜　半炮

右為末，每服二錢，水一盞，姜棗同煎七

分，溫溫服。

3145

劉氏家傳人參散，調胃思進飲食，且常服

人參　　　白术　　　川芎

神麵　　　木香　　　陳皮

肉桂 去粗皮　　甘草 炙 己上各等分　　小麥蘖 如炷焙

右為末，每少半錢入益少許百沸湯點

服、

劉氏家傳神术散、治小兒患後、脾胃虛弱、

時時煩熱忱惚睡中多驚、氣急煩乱、溫養

脾胃消進乳娥、匀氣、氣精神、調和藏腑、

白术 去芦　　人參　　白茯苓 去皮

3146

石蓮內（去心）　瞿粟米　　白扁豆（炒）

藿香葉　　甘草（炙）各
　　　　　　　　　分

右件為細末，每服半小錢，棗湯調下，心

空日午服之。

劉氏家傳四倍散，治大人小兒脾氣不順

補虛進食。

人參（一兩）　白术（四兩）　白茯苓（二兩去皮）

呵子（用濕紙裹煨去枝半兩）

右各切焙為末，每服一大錢，水一盞，姜

二片，棗子一箇，煎至六分，空心溫服，

殷氏家傳異功散，常服調小兒胃氣，悅顏色，思飲食，和藏腑。

人參　　白術　紙裹煨　白茯苓

甘草　炙　　藿香葉　　瞿粟子

右各等分為細末，每服二錢，用棗煎湯調下，食前二服。

殷氏家傳治大人、小兒脾胃不和，泄瀉下痢傷冷，面色痿黃，心痛藏㿗不安，癥癖氣塊，但是脾胃一切疾病皆治之，丁香煮散。

丁香　一兩　　神麴　爁過　　河子　去核妙　濕紙煨　如棗者

3148

乾姜 半生半熟 火炮黃色

半夏 去皮臍

厚朴汁製 炙姜 乙半生半

甘草 熟各三兩

陳橘皮 去穰 四兩半

右件一時焙乾剉碎，搗羅為末，更研為

麵，燒生姜三片，藥末二錢，水一盞，煎至

五分，食前熱服，甚者兩服可效，一日進

三服，忌生冷動氣物。

濟民家傳參苓散，治小兒脾胃虛弱，常服

養實肥孩兒，神妙。

人參　白茯苓 去皮　紫蘇子 炒 藕各

甘草 炙 半兩　　木香 一分　　白术 一兩

右件為細末，每服一大錢，濃煎淡木瓜

甘草湯調下，食前。

冬瓜子一枚　天南星末一文依常法事持

右同為末，水浸蒸餅和丸菉豆大，每服

五七粒至十粒，溫漿水下。

莊氏家傳治小兒胃虛去風醒脾（醒脾）

莊氏家傳補虛和氣散

木香 三兩

人參　　乾葛　　甘草 炮 各 五兩

　　麝 一文　　茯苓 二兩

按此即四君子湯

右為末，每服半錢，水五分，姜少許，同煎

至三分，去滓溫服。

莊氏家傳小兒和脾藏子。

人參 分乙　　白术　　甘草 炙

茯苓 兩各半

右件四味為末，每服半錢，水一小盞，生

姜一片，煎三兩沸，溫服。

莊氏家傳小兒和胃氣進飲食丁香丸

丁香　　木香 乙上　　白荳蔻 乙分

人參　　茯苓 乙分　　藿香 半分

右件搗羅為末，用朱砂二錢香￼一錢，
與煎藥相和，用棗劂三箇同研，麵糊為
丸如黍米大，米飲下，隨孩兒加減服之。

王氏手集調氣白朮丸，調脾胃散風濕去
寒邪，治泄瀉，乳食不化，止嘔逆，腹腸脹痛，
四肢腫滿小便不利，及減食羸瘦久漸成
痃疾。

白朮　芍藥　木香

當歸分

各等

右為細末，鍊蜜為丸一兩作八十九，每

3152

服一丸，食前生姜米飲湯化下。

王氏手集七香丸方　治脾胃不和，呕逆泄
痢，化痰飲，利胷膈，進乳食，止腹痛。

丁香　人参　水銀各一

藿香　半夏分各一

右件生姜麪糊和棗肉研水銀作銀液，
丸在内如兼豆大，食前生姜薄荷湯下
十丸，更量大小加减丸數。

刮氏家傳和氣榮胃散，

白术煎乾　水半盞　陳皮水半盞浸去白　已上各三分

茯苓　甘草_{各半}

右件為末、每服半錢一錢調氣紫蘇木

瓜湯調下、泄瀉虛羸生姜陳米飲下、疎

利和氣水半盞生姜棗子煎至三四分、

凡病未可急用藥攻之、但用平和藥三

二服、

訐民家傳和氣開胃鎮心丸、

全蝎_{五ケ}　蝎子_{一字}　酸棗仁_{三ㄨ}

金箔_{一足}　紫蘇_{分一}

右為末、鍊蜜為丸如梧桐子大、每服半

3154

九、薄荷湯下，小孩兒一字。

司氏家傳順氣補虛調中散

人參　　防風　　藿香己上各半兩

陳皮一分去白　草豆蔻五个和次用

右為末、每服一錢、或半錢、煎姜飯飲調下

司氏家傳、和氣進食木香散、

白术　　人參　　茯苓

川芎

右各等分、為末、每服半錢、飯飲調之下

3155

吉氏家傳，補虛順氣散。

白术一兩　　青皮　　　甘草 炙

茴香　　　　木香 各半兩

肉荳蔻 果煨 五ヶ 麺

右末每服半錢，塩湯點服。

吉氏家傳，和胃進食人參膏。

人參 洗　　白术　　　茯苓

川芎　　　　姜蚕 淨　　天麻 浸酒

全蝎

右件等分為末，鍊蜜丸如梧桐子大，每

服一丸薄荷湯下。

司氏家傳治諸般氣疾奇異功驗

茯苓　　人參　　甘草一炮各兩

白术 四兩水一椀煮乾切片子

陳皮 三兩水煮五七沸去白

右件末每服半錢和胃氣紫蘇木瓜湯
下。痹瀉陳米飲下二錢更服十粒玉枉
丸。方見一切井華水下作二般溫脾胃
池瀉門中
棗姜湯調下患後困生姜木瓜湯下半
錢胃氣不和不思飲食姜棗湯調下。

3157

長沙醫者鄭愈補虛調氣白术散、

白术　　　　　白茯苓各一陳皮

半夏各半　　　肉荳蔻煨一ヶ人參各二

甘草寸炙三

右為末每服三字乾紫蘇湯調下臨臥

又與天竺黄散退熱　方見潮熱門中

乳食不下第十

聖惠論夫脾者藏也胃者腑也脾胃二氣

合為表裏胃受穀而脾磨之二氣平調則

穀化而能食若虛實不等水穀不消故令

3158

腹胀，或泄利不能饮食，谓脾胃气不和，不能饮食也。

千金治少小胃气不调不嗜食生肌肉。地黄丸方。

乾地黄　大黄六铢　各一两　茯苓十八

杏仁汤浸去皮　柴胡　当归两　各半

右六味末之，以蜜丸如麻子大。服五丸日三服。

圣惠治小儿脾胃气不和，腹胁妨闷，不能饮食，四肢羸弱。人参散方。

人参去芦　黄耆剉　甘草炙微赤剉

丁香分各一　訶梨勒皮

陳橘皮焙各半兩湯浸去白瓤

右件藥搗羅為散，每服一錢，以水一

小盞，入生姜少許，棗一枚，煎至五分，去

滓，不計時候服，量兒大小，以意加減。

聖惠治小兒脾胃氣不和，見食欲嘔，心膈

壅悶。前胡散方。

人参頭去芦　白朮

前胡頭去芦　芦根三分各　桂心一分

人参頭去芦　赤茯苓

3160

枇杷葉拭去毛,炙煨黄　　　　　　　甘草炙微剉

厚朴去粗皮,炙,生姜汁塗,炙令香熟各半斤

右件藥搗粗羅為散,每服一錢,以水一

小盞,入生姜少許,煎至五分,去滓,不計

時候,看兒大小,分減溫服。

聖惠治小兒冷傷脾胃氣不和,心腹痛不

欲飲食,高良姜散方。

高良姜剉　　草豆蔲去皮　　當歸剉碎,微炒　　桂心各一分

陳橘皮湯浸去白瓤焙

人參去蘆頭半兩

3161

右件藥擣粗羅為散、每服一錢以水一
小盞、煎至五分、去滓不計時候、看兒大
小、分減溫服、

聖惠治小兒脾胃氣不和、增寒壯熱不納
乳食白荳蔻散、

白荳蔻 去皮　　陳橘皮 湯浸去白焙
芎藭 各一　　黄耆 剉　　乾木瓜
甘草 炙微赤剉去蘆頭　枇杷葉 拭去毛炙微黄
人參 各半兩

右件藥擣粗羅為散、每服一錢以水一

小盏，入生姜少許，枣一枚，煎至五分，去

滓，不計時候，量兒大小，分減溫服。

聖惠治小兒脾胃氣不和，時時腹脅虛脹，

不欲乳食，訶梨勒散方。

訶梨勒皮　　　乾姜炮裂　　甘草炙微剉

桂心　　　　　京三稜剉　　人参去蘆頭

厚朴去粗皮塗生姜汁炙令香熟

陳橘皮焙各半兩湯浸去白瓤

右件藥擣細羅為散，不計時候，以溫棗

湯下半錢，量兒大小，以意加減。

嬰孺治三歲至七歲兒不能食，或嘔，或頭
熱，或下痢，或渴，或手脚熱，有時冷，每日一
劑，並療便能食方。

鱉甲一兩　　當歸　　甘草灸

升麻分各一　　椒粗五十

右㕮以水一升煮八合，為三服，每服相
去如人行六七里，再眠覺身上潤衣盖，
取汗，微汗勿深。

張渙高良姜湯，溫胃暑進飲食。

高良姜一兩　　陳橘皮白焙乾湯浸去

桂心　　当归汤浸炒

草豆蔻
右件捣罗为细末，每服一钱，水一小盏，
煎至五分，去滓，温冷服，量儿大小加减。

各半两

殿涣集香煎，治脾胃虚不欲食，羸瘦。

藿香叶　　厚朴製姜汁

沉香　　木香分各一　白茯苓

白豆蔻　　白术地各两

右件捣罗为细末，入射香一钱拌匀，以

水一升，蜜半斤，大枣三十枚，生姜二十

3165

片於銀石器中慢火熬成膏去薑棗不

用通風處陰乾每服如皂大米飲化

下乳前

九篇衛生神麴丸方療小兒不食

神麴 炒一又　黄丹 炒三ヶ　內豆蔻 一ヶ

草烏頭 三ヶ大者一ヶ生用　一ヶ燒灰　一ヶ炮製

右同為細末燒粟飯和丸如粟米大神

麴湯下七九至十九

劉氏家傳觀音散補虛調氣進食去風養

○道肥孩兒常服甚妙

人参　　甘草炙　咁嘷乙灸　地各

白茯苓半 一名　白扁豆暑炒 神麯炒　二灸　一分

右為細末，每服嬰兒一字，二三歲半錢，

四五歲一錢，水少半盞，姜一片，同煎十

餘沸溫服。

長沙醫者鄭愈傳治脾虛弱，可思飲食，調

中散。

枳殼二个焦过　陳皮　半夏

人参各一

右件為末，每服一錢，水一盞，姜棗同煎

3167

膈氣第十一

仙人水鑑、本見患膈氣、宜眼桃花嚴子方

桃花 二

半夏 六

厚朴 各 二

桂 各一

乾姜

牙硝 分

江豆

當門子

右並搗為散、空心以煎水調下一錢服

至逡巡轉自食、乳母忌酒肉熱麵等。

寶童方、治小兒膈氣噎悶、兩脅刺痛、吐逆

酸水氣塊、住未、疼痛煩躁等。

成鍊蕐面五　療米

右五味咬咀，以水七升，先煮藥，煎取一

升，次下鍮米，米熟藥成，稍稍服之

仙人水鑑，小兒患氣，覺患便服此方，

水蛭　　　冬青葉　　白橦木藥

右各少許，搥取汁灌之，即瘥。

聚寶方透關丸，治小兒哽氣，行心經方，

續隨子兩　大黄末三分　長椒柳枝一

木通末半　甘遂　　大戟一分

膩粉一分

右七味除粉外，將諸藥末，與續隨子同

擣用馬尾羅隔去，續隨子皮不用，便以

童子室女小便拌勻，謂之陰陽酒，入粉如硬

糊日曬稍乾，以末容丸菉豆大，每服二

十九，煎燈心竹葉湯下，一時辰間，以小

便色異為放，小兒五歲以下七九、十歲

已下十九，更加減湯使如前服

王氏手集治小兒氣橘紅膏方

當歸 分

紅橘皮 去白 歡 各等 芎

白术

右同為末、煉蜜和為膏、量兒大小、米飲

化下、

王氏子集、木香分氣丸、理一切氣、

青橘皮一兩　牽牛令熟二兩炒　木香分乙

右為細末、麵糊為丸、菉豆大、生姜湯下

五九〇七八九、

吉氏家傳治哽氣真珠散

真珠　生犀各半兩　龍腦一字

香附子四夕去毛淨洗

右為細末、每服半錢、煎人參湯下

3171

長沙醫者鄭愈傳調氣桂枝散取轉後皆

可服之

赤芍藥　桂心　藿香

白术　各二

右為末每服半錢飲調下

灸心俞二七壯小兒減之

千金灸法不能食胸中滿膈上逆氣悶熱

肌膚羸瘦第十三

巢氏病源小兒羸瘦喉夫羸瘦不生肌膚

皆為脾胃不和不能飲食故血氣衰弱不

能榮衛於肌膚凡小兒在胎而遇寒冷或
生而挾伏熱皆令兒不能飲食故羸瘦也
挾熱者即温壯身熱肌肉微黃其挾冷者
即時時下痢脣口青肥

外臺小品療四五歲兒因食及在胎中宿
熱乳母飲食粗惡辛苦乳汁不起兒哺不
為肌膚心腹痞滿痿黃瘦瘠四肢痿躄療
庆胶之令充悅方

芍藥一不炙　黃耆今黃各四　鱉甲六

人參分四　柴胡分八　茯苓分六

3173

甘草炙　乾姜各二分，如熱以枳實代

右八味，擣篩，密和，丸如大豆，服五丸，日一服。忌如常法。千金有大黄、無黄芩，云服一丸，一歲以上乳服三丸，七歲兒服十丸，日二。

外臺、千金療小兒羸瘦惙惙，常服不妨乳方。

右用甘草五兩，炙，擣篩，密丸如小豆，一歲兒服十丸，日三，盡即更合。

聖惠治小兒羸瘦，脾胃氣弱，挾於宿食，不

欲乳食、四肢不和、訶梨散方。

訶梨勒皮　陳橘皮湯洗去白瓤焙各半兩

黃耆剉　人參去芦頭　白术

藿香　桂心　白茯苓各一兩

右件藥擣羅為散、每服一錢、以水一

甘草炙微赤剉半分

小盞入生姜少許枣一枚、煎至五分、去

滓温服、日三四、服量兒大小、以意加减。

聖惠治小兒小兒羸瘦脾胃虚冷、四肢不

和、少欲乳食、丁香散。

丁香　桂心　白术

甘草炙微
赤剉

高良姜
各一
人参去芦
頭

白茯苓
分
湯浸去

陳橘皮
湯浸去
白瓤焙

厚朴去粗皮
塗生薑
汁令香
熟各半兩

右件藥搗麁羅為散每服一錢以水一

小盞入來一枚煎至五分去滓量兒大

小分減溫服日三四服

聖惠治小兒羸瘦体熱面色痿黄不欲乳

食黄耆九方

黄耆剉　赤芍藥　人参去芦
頭

甘草〔炙剉微〕　胡黃連〔各半兩〕　麥門冬〔去心焙〕

鱉甲〔塗醋炙微黃去裙襴各一兩〕　柴胡〔去苗三分〕

右件藥搗羅為末，煉蜜和丸，如麻子大。

不計時候，以粥飲下五丸，量兒大小，以

意加減。

聖惠治小兒羸瘦躰熱，心神煩悶，小便赤

黃宣眠秦芃丸方

秦芃〔去苗〕　桑皮〔剉〕　枳殼〔麩炒黃去瓤〕

地骨皮　黃耆〔剉〕　人參〔去頭各〕

赤茯苓　甘草〔赤剉微炙〕　犀角〔屑半兩〕

龍腦去芦頭 柴胡乙分

右件藥搗羅為末，鍊蜜和丸，如菉豆大。

不計時候，用粥飲下五丸，更隨兒大小

加減。

聖惠治小兒雖食不着肌膚，羸瘦骨熱，小

便赤黃麥門冬丸方。

麥門冬去心，焙乙兩　　人參

黃耆剉　　青蒿子　　黃連須去

柔皮　　　　　枳殻黃去熟，楚州微炒各半

柴胡去苗二分　地骨皮兩

右件藥擣羅為末、錬蜜和丸如菜豆大、

不計時候以熟水研下五丸、量兒大小、

以意加減、

聖惠治小兒羸瘦体熱乳食全少、宜服燒

黃瓜丸方、

黃瓜大者　陳皮湯浸去白穰焙
一枚

黃連去頃各　童子小便浸三宿

黃連半兩　礬甲炙微黃去裙襴

胡黃連　柴胡一兩去苗

右件藥擣細羅為散、以黃瓜切開頭去

穰內藥末令滿、以切下盖之、盖之用喬

麥麵和搜固濟可孚三分，於塘灰火內
燒令麵焦黃為度，取出去麵，放冷入肘
香一錢，都研和丸如菉豆大，每服食前
米飲下七丸，更量兒大小以意加減。

聖惠治小兒脾氣不和，食少無力，肌膚羸
瘦溫脾散方

訶梨勒皮　人參 去蘆頭　白术 各三分

木香　黃耆 剉　白茯苓 去蘆頭

藿香　陳皮 湯浸去蘆頭　桔梗 各半兩

甘草 炙微赤 剉乙分

3180

右件藥捣罗为散每服一钱以水一
小盏入生姜少许枣一枚煎至五分去
滓不计时候量儿大小增减温服

聖惠治小儿脾胃久虚喫食減少四肢羸
瘦五香煎方

丁香　　　　沉香　　　　木香
藿香　　　　白术　两各一　麝香三钱细研入
白茯苓　　　陈皮白瓤焙
黄耆剉各一两　訶梨勒皮
甘草炙微赤剉各半两

右件藥，搗篩為散，以水五升，慢火煎至
一升，以布絞汁，却入鍋内，煎射香及蜜
三合、生薑汁半合、棗肉二十枚，慢火熬
成煎，每服以粥飲調下半茶匙，量兒大
小以意加減。

嬰孺治小兒羸瘦食進少不生肌肉下焦
冷雞骨丸

宿黃雌雞肉 取脊前及脅骨一具净去令乾酒浸一宿炙令黃

甘草 小草 各灸 三分　　蟯蜋 灸伍箇

桔梗　　白术　　伏苓

3182

芍藥各肆　人參　黃芩分各五

檳榔分六

右為末，密圓小豆大。二歲兒十五圓日再服。

嬰孺治小兒胃氣不調不嗜食不生肌肉。

大黃圓方。

大黃　乾地黃　茯苓

當歸　柴胡　杏仁分各三

右為末，密圓麻子大，飲下五九，日進三服。

殷氏家傳，解小兒肌熱，或時泄瀉及有積

滯，不思飲食，肌肉消瘦，宜服猪肚丸。

鱉甲 一兩同童子小便并醋 共一升熬盡為度

白术　薯蕷各一　胡黃連

人參去蘆頭　青橘皮　紫苑去土

桃仁去皮尖双仁湯　柴胡去蘆頭一兩一分

甘草半兩炙各　木香

右件藥搗羅為末入在淨猪肚內繫定，

蒸令極爛為度，出与藥同杵合，黏圓如

梧桐子大，每服二十三十九，不計時候，

温水飲下、

張氏家傳、香甲丸、治男子婦人、童男室女、氣血虛殊、肌膚消瘦、百節疼潮作温、五心煩熱、四肢逆冷、可思飲食、中滿氣滯、婦人經血凝澁、建脾胃、暢神氣、充肌膚、澤顏色、

柴胡　生乾地黄　荆三稜各三分

鱉甲醋煮黄　神麯炒炮　麥蘗

熟乾地黄　杏仁　牛膝

木香　○萎黄　當歸

白术

右为细末，白麴糊丸如梧桐子大。每服
十九，空心茶清下，或米饮亦得。

聖惠灸法：小儿羸瘦，食饮少不生肌肤，灸
胃俞穴各一壮，在第十二椎下两傍各一
寸半，陷者，炷中如小麦大。灸三壮。〈嬰童寶鑑〉

病後虚羸第十四

巢氏病源：小儿虚羸候，此谓小儿羸诸大
病或惊痫或伤寒或温壮而服药，或吐利
发汗病差之后，血气尚虚，脾胃犹弱，未能
传化谷气以荣身躰，故气力虚而羸也。

钱乙论虚羸云，脾胃不和，不能乳食，致肌瘦。亦因大病，或吐泻后，脾胃尚弱，不能传化谷气也。有冷者，时时下痢，唇口青白。有热者，温壮身热，肌肉微黄，此冷热虚羸也。冷者木香丸主之，夏月不可服，如有证则少服之。热者胡黄连丸主之，冬月不可服，如有证则少服之。二方并见本门。

钱乙论用药识证云，郑人齐郎中者家好收药散施人，其子忽藏热，齐自取青金膏三服，并一服而服之，服毕至三更泻五行，

其子因腫齊言曰，腫多亦鶖又興青金膏

一服又瀉二行，加口乾而身熱齊言尚有

微熟未盡又興青金膏，其妻曰，用藥十餘　　後用香

行未安莫生病否，召錢氏曰，已成虛羸先

多煎白术散時時服之，方見胃　不和門

瓜九、方見益十三日愈。　汗中門

外臺千金療少小傷寒及病不除差復劇，
墓

羸瘦膏出，五味子湯方、

芒硝　五分　　五味子　十銖　　大黄　六銖　　麥門冬　六分去心　　石膏　七兩　　甘草　炙

當歸　黃芩

前胡各一　黃連
分

右十七味切以水三升煮取一升半分服

二合，下利即止，增減量之效，

釖乙木香丸

木香　青黛別研　檳榔

荳蔻去皮各一分　麝香錢半　續隨子一兩去皮

蝦蟆三箇燒存壮

右為細末密丸菉豆大，每服三五丸至

一二十丸，薄荷湯下，食前，

3189

钱乙胡黄连丸方、

胡黄连　黄连各半　朱砂别研一分

右以上二物为细末、研入朱砂末、都填
入猪胆内、用淡浆水煮、以杖子於铫子
上用线钩之、勿著底、候一次久取出、研
入芦荟射香各一分、饭和丸如麻子大、
每服五七圆至三二十九、米饮下食後、

病後声不出第十五

钱乙论肾怯失音相似、病吐泻及大病後、
雖有声而不能言、又能嚥药、此非失音为

腎怯不能上接於陽故也。當補腎，地黃丸
主之，方見虛寒失音卒病耳。古氏家傳小兒
病後卒病耳惠後卒不出方

酸棗仁一錢　白茯苓錢半　朱砂錢二
去殼

右件為末尤如○大。每眼一丸，人參湯
下。

病後不能語第十六

聖惠治小兒諸病後，六七歲不能語，雞頭

丸方

雄雞頭一ケ　蟬微剉炒各三枚　甘草炙微剉
燒灰

遠志去心　木通半兩　麥門冬焙
去心

人參去芦頭　當歸炒剉微　黃蓍剉　各一兩

芎藭分　各三

右件藥擣羅為末、煉蜜和丸、如菉豆大、

每服以粥飲下五丸、量兒大小加減、不

計時候服之、戲乙附方同、云久服取效、孫

雞蝉二物、宜求死者用之、不可效殺、孫

真人所謂救生求生、去生更遠、不可不

知也、

幼幼新書卷第二十一

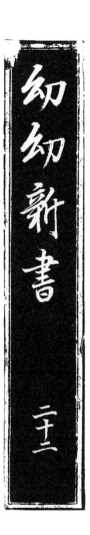

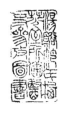
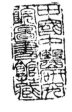

幼幼新書卷第二十二 癥瘕積聚凡十門

積聚第一

癥瘕第二

癖氣第三

乳癖第四 是㿗痹

疟氣第五

痞結第六

宿食不消第七 食不知

傷飽第八 飽附

丁奚第九

哺露第十

積聚第一

茅先生小兒有姅積候，但是吐下姅來有

臭酸氣，此候因兒叫未住，母將姅與喫致

不消化，日久停滯胃冷而至此，所治者先

用丁香散 方見利門中 調胃後下實積牛黄圓

方見實取門下姅積後下勻氣散補氣不和

然門中 方見胃氣即愈

中常服健脾散 方見門中 不和門中

茅先生小兒有食積候，夜間肚微々作熱、

或嘔或瀉，此因飲食傷飽而更睡至此，所

治者下實積牛黃圓通下後用勻氣散補

氣二方並見前　常服萬靈圓本門即愈。方見

茅先生小兒有氣積候面黃白下進食壯

微痛夭矯啼叫此因患諸般氣候少而不

安傳歸氣積至此所治者用萬靈圓勻氣

散醒脾散門十一方見胃氣不和　餘方見慢脾風門中健脾　有二方一方見

散相夾調理即愈。同前

茅先生小兒有中脾積候面黃如土色或

帶黃而面帶虛臍上微痛肚皮熱飲食減

少謔食便言臍上及肚中痛所食不化頭

微熱此因先食硬物不嚼冷物所傷在脾

所治者先下青金丹方見本取下脾中積

後用勻氣散醒脾散補常服建脾散萬靈

圓即愈方同前餘方並

茅先生小兒有虛中積候渾身微熱不思

飲食渴日多昏昧抱著一似睡未覺此候

因多端父泄瀉不止而虛得此候所治者

先下青金丹通蓋肚中積後用勻氣醒脾

散調理常服萬靈圓保童圓方見痓門十一切調

理即愈見同前餘方並

茅先生小儿有实积候大便不通风毒疮

癣喉闭作颐喉中涎响此因见子生来饥

猛饮食无度至有前件候所治者先用夺

命散方见急慢 出下热涎後匀气散醒脾
门中

散调理 方见 同前

圆惊门中一切天竺黄散热门中实与服即愈

其前项诸般积气候各说分明下药各有

等降若然前积调理不退如㿠面黑尖濡

不止腹肚膨满乎心自生疮氣出麓濡黑

色虔弱不能坐立眼视鼻口燥黑死候不

3199

治、

漢東王先生家寶小兒積病可醫者九

面上虛腫是積積者是脾之所係脾主身

之肌肉故應面故知是脾積其脾係土土

無正形故早晚浮腫不定多則早浮其睡

則脾不磨上面作腫若病後有此證則是

虛中積宜用調脾消積行氣等藥、

面合地臥是積何以合地其受積在脾是

冷積何以知之其脾好土故知在脾其冷

若屬陰故知傷冷硬食得之宜下熱積氣

藥耳。

腹脹是積其積在肺，何以知之，其肺主於氣，緣當受積其氣，便冷腹脹滿，氣急，故知在肺。如腹脹，先互調氣，後轉，轉後更互調氣。

小便如油是積其積在小腸，何以知之，其積受於脾，脾當轉心，心不受觸，則入小腸，小腸是心之腑，故知在小腸，則節其水道，小便如米泔油相似也。

髮黃是積，是積氣傷心，心主血脈，篸遍身

毛髮被積氣所干則髮黃故是知積傷心

宜下空心散見方末及取積藥此人必時傷

發熱也

赤白痢是積其積在肺受傳大腸及有外

傷冷而得何以知之其肺主西方庚辛金

其色白後赤則是外邪故知肺傳大腸則

為赤白痢也宣取後調氣

兩眼黃赤睛青是積其積在肝何以知之

肝主東方甲乙木色青却被積氣所干即

黃赤睛青者眼屬五臟肝是其主所若受

積故令眼睛青是肝受積若傳膽其人口苦不要與物宜凉藥退之

遍身虛腫是積其積不在藏只在臍何以知之為其積曾耶後被藥欵動即不在藏故出皮膚之間為腫也只宜下耶虛中積藥然後補之耳

多寫白糞是積是受冷積在脾何以知之脾主化受冷積在脾冷滑而寫白糞故知在脾宜先轉後热藥補之

漢東王先生家寶小兒積病不可醫者六

喘急是肺積，肺主氣，其喘急則肺絕，其人

當面白，金主血色，故不可醫也。

面黑是腎積，其人面黑者是腎絕也。人當

不辨好惡，眼直魚光，只得一日而死也。

吐熱氣是榮積，其人不醫者是血絕，不可治

也。血主心，心不能管故出熱氣不止耳。

手脚心出瘡是衛積，衛者氣也，胃氣不出

故手乃生瘡。若衛絕則氣不回只得半日

也。

惡心吐乾嘔是胃積，何以不醫胃主化食，

其胃絕則惡吐，故不治，其人必食乳不化

不食亦乾吐嘔，面色青黃無血色也，

瀉久住又瀉是積咬脾爛何以知其脾爛

其人當瀉白糞為食不消住了却放糞亦

黑而死即知脾爛不可治，

錢乙論積病口中氣溫，面黃白，目無精光，

或白睛多，及多睡，誤食或大便酸臭者，當

磨積宜消積圓本門方見甚者當白餅子下之

方見攤門中後和胃

嬰童寶鑑論小兒五積為藏氣不行蓄積

3205

一處不動故曰積夫心為伏梁在臍上上
攻其心下攻胃知脾為痞氣在胃口上橫
之肝為肥氣在臍之左邊肺為息賁在臍
之左畔腎為賁肫在臍下谷有變動非食
之所成乃氣積也藏屬陰故在一處而不
動也

嬰童寶鑑小兒有聚謂六腑之氣留聚也
腑屬陽陽氣運轉不停故其聚不定一處
發而腹痛積聚之候皆面黃瘦乏嗞啀不
生肌肉癸立或肌體浮腫腹急多困乏為

水氣。

五闗貫真珠囊辨、小兒積候、面虛腫、腹肚

脹、多睡、小便如油、潟痢、眼黄、頭髮硃黄、腹

内虛鳴吐逆、

五闗貫真珠囊論虛中積候、凡驚中虛積

者謂因驚取復驚發動是也、所下糞青穢、

凡虛中有積者、因傷食而潟又吐、此如漸

虛其病未差故曰虛積也、又虛中之積有

積而頻頻取轉却取轉不肯、致其積尚伏、

故亦曰虛中積、若驚積取下則糞隨驚青、

如是食積即糞成塊子凡瘠中虛積者因
瘠病轉瀉虛而瘠不退故虛中尔所取下
糞裏白色也、

證
小兒形論八種積病楊玄操云多吐多瀉
多困多熱是也、

面腫手脚腫是虛中有積、

腹脹不思飲食是胃中有積、

合面喫土炭痛大腹中有積、

面多黑困不眼開脾藏中有積、

小便似油脚手腫腎藏中有積、

渴瀉不止膀胱中有積、

腹內虛鳴、小便赤黃、小腸中有積、

多噦逆不喫食、上膈中有積、

患眼觀證藏腑積候渾身虛腫者胖之有

積久取不下躰曰虛中積先塌氣後取之

肚腫四肢黃色者受水氣須取之小便如

米泔肝藏受積此候用取之頭髮黃者瘠

勞候欲發此背之積取用之眼睛黃鼻出水

者肝肺有積肉風痹之候當取之赤白帶

痢者此藏腑夕久積用取之腸內虛鳴者

者此氣蟲之候用取之多吐逆或日近久

氣酸臭可取若已又不可遽取恐作慢脾

旦調理令地而臥此痹典攢心用取之

保生論小兒積病脈其脈沁實積者小兒恣餐

毒食瓜桃李果肥滑黏臟之物蘊成積聚

其形候面色黃白頭髮焦立腹脹虛鳴面

仆地臥小便如油頻頻多滑久遠亦白痢

已上皆是積病若小兒肥實宜與葱湯圓

取方見驚積門次銀白散補中方見乳癖門

取中與吉氏同玉訣同

保生論小兒積病死候其脈洪火下黑血

形瘦不行坐，久患積腹，急如鼓，項軟，四肢

冷，口噤，都不食，已上並是死候，不可用藥

醫救。

茅先生小兒初受諸積歌。

小兒諸積病，　　還因乳哺成

先從腹肚脹，　　次及面虛盈

多睡面合地，　　小便似油清

發黃兼滑瀉，　　吐逆肚虛鳴

白痢更并赤，　　眼黃因浔名

茅先生小兒。又受積病歌。

小児因受諸般積而種腹脹因傷食。
腹内虛鳴合地臥多渴鬢黄并痢疾、
眼黄吐逆并多䐈尿色如沫痳積極、

茅先生又小児積病不治歌

候得小児諸積病百箇難醫一箇命
胃積多生手掌瘡瘵勞吐瀉應難整
孩児生下五色惡瘦弱伶仃無差日
久瀉止來人怨瀉口中熱氣奔夲突
手芝生瘡朝暮熱不用苦藥多是卒

茅先生小児六般積不治歌、

小儿六件积为山，面黑恶瘦药难衔

火泻多方正不住，手脚心痛命须终

颊红热极并惊久，口中热气命还穷

玉诀 小儿积伤候歌

积伤腹痛哑饶啼，喘促痰高乳食稀

泻痢无常频发热，面黄虚腥本伤脾

此患肴虚实共下，次调胃气即妙又一

本云此肴虚实取光葱汤圆（方见惊积门中典吉）

次次银白散补（方见乳门中）

同（癣门中）

千金治小儿结实乳食不消心腹痛半黄

雙圓方

牛黃　　　　大山茱萸各半

真珠銖六　　杏仁去皮火　　芍藥

黃芩兩各乙　巴豆十八銖去皮膜

右七味末之蜜圓一歲兒飲服如麻子
一圓但隨兒大小加減之
千金紫雙圓治小兒身熱頭痛食飲不消
腹中脹滿或小腹絞痛大小便不利或重
下數起小兒燕異疾惟飲食過度不知自
止哺乳失節或驚悸寒熱惟此圓治之不

3214

差更可重服小兒欲下是其蒸候哺食減

少氣息不快夜啼不眠是腹內不調悉宜

用此圓不用他藥數用神驗千金不傳方

蒸篇中四味者是也云服紫九不下者服

日億導詳序例中凡云服紫九者即前變

赤九赤九赤九而○此用朱砂又力緊於紫九疑○此即

也

巴豆去皮十　麥門冬去心　甘草炙五

巴豆八銖　　朱砂銖各二　蠟銖八

牛遂　　　　　牡蠣火煅令

熟檳仁湯浸去皮　牡蠣赤八銖

熟檳仁十八銖

右八味以湯熱洗巴豆研新布絞去油

別擣井草并遂牡蠣麥門冬下嘟訖，研
然檳榔仁令極熟，乃內散更擣二千杵，藥
燥不能相圓更入少蜜些之，半歲兒服
如荏子一雙，一歲二歲兒服如半麻子
一雙，三四歲者服如麻子二九、五六歲
者服如大麻子二九、七歲八歲服如小
豆二九、九歲十歲微大於小豆二九、常
以雞鳴時服至日出時不下者投粥熱
飲數合即下，尤皆雙下也，下甚者飲以
冷粥即止。

外臺曾青圓療火人小兒火寒積聚留飲
宿食天行傷寒者服之二十日愈火服令
人延年益壽浩仲湛云扁鵲曾青圓療火
癖積聚留飲宿食天行傷寒欬逆消渴隨
病所在火病羸瘦老小宜服藥或吐或下
或汗出方

曾青　　　朴消各弍　　茯苓

寒水石　　大黃　　　　附子炮各
　　　　　巴豆二分去　　三分
　　　　　巴豆心皮熬

右七味各異搗下篩巴豆消石合搗六

3217

千杵次內附子擣相得次內茯苓擣相
得次內大黃擣相得次內曾青擣相得
次內寒水石擣相得次內蜜和擣千杵
大人服如大豆二圓小兒五歲以下如
麻子大一九二三歲兒如黍米一九如
股藥以薄粉粥清下當覆臥令汁出此
下氣發作服二九霍乱股三九泄瀉不
止股一九可至二九一方用曾青三分
忌豬肉冷水蘆笋大酢崔氏同

外臺療小兒癖實結聚宿癖羸瘦不能

飲食真珠圓方

真珠 研半兩

杏仁 五十枚一　去武百枚去心皮熬

麥門冬 去心二兩

巴豆 一百枚去心皮熬

右四味搗篩蜜和丸暮歲兒服二丸小

豆大二百日兒服如麻子大二丸漸增

以知為度當下病赤黃白黑葵汁勿絕

藥病盡下自止仍服令小兒肥白無病

已試驗嬰孺方同用丹砂不用真珠

博濟方 消除積滯化胃火伏積聚丹砂圓

巴豆 八乙分去皮以米醋煮乙二十沸却

新水內洗七遍淨去膜弄心及

入乳鉢内一向
研如粉量出油

木香　朱砂乙分細研各　荳蔻為末

右件同研令細，以麵糊和為丸，如菉菜
子大，每服三五丸，小児一丸，酒食所傷，
鹽湯下，溫水亦得，小児痾氣肚腹脹，散
米飲下。

博濟方，下虛中積久曾取轉不得者抵聖

圓、

犀角六錢镑末　蝎梢三七簡　銀末
朱砂錢各乙　巴豆二十八枚去丈膜

芫花

式錢同巴豆用好醋二盞煮令醋

花盡揀出巴豆以冷水浸洗控乾芫

花再炒令乾搗

末取二分用

右件同為細末再研如麵將巴豆別研

如糊和勻以水煮麵糊為圓如小菉豆

大如小兒囟驚積聚黏滑毒物在於脾

胃累曾取下變成虛積棗湯下體熱困

悶眼合不開黃連甘草薄荷桃仁湯化

臟粉一字許下一歲已上三歲已下二

圓小可只一圓米飲下大人喫食吐逆

心腹脹滿夜有盜汗日漸羸瘦用姜棗

湯下，婦人血氣米醋湯下五七圓，更在，

臨時約其虛實加減用之，張氏家傳方

同，名紫金丹，

《博濟方》治小兒虛中有積，時作壯熱煩渴，

腹臟不調聖餅子，

延胡索 七箇 石鷰子 二枚為 細末
大者

粉霜 錢半 臟粉 錢五

右件四味同研至細，酒水和為餅子，如

黑豆大，以灰火燒熟再研為末，以水和

為圓如豌豆大，每服一圓嚼破溫湯下，

臨臥服、

靈苑治小兒虛積乳癖軟金丹方、

臟粉　錢二　　鵬砂　皂子大　　碙砂　子大半皂

黄連　　元精石　　黄鷹調

粉霜　各半錢　　巴豆一箇分作兩生用半燒過

右件八味細研令勻用棗瓤和搜以麵

劑裹文武火中煨麵熟取藥旋圓如黄

米大每服用甘草薄荷湯下一二九量

兒大小加減、

靈苑治驚風止吐逆腹內有癥積珠藏臍

真珠圓方

滑石三分　天南星錢二　膩粉錢乙

巴豆七粒去皮紙裹壓去油

右件四味，並同研為細末，以糯粥研為圓如黍米大。若腹內有癥積臨臥時，炮皂角子煎湯下驚看用葱白湯下，若有涎吐逆用丁香每一箇煎湯下，每服一九至三九，量兒大小加減。

大醫局七宣圓療風氣結聚宿食不消兼沙石皮毛在腹中及積年腰痛冷如冰石，

3224

脚气衝心、烦憤悶亂、頭旋暗倒、肩背重悶、

心腹脹滿、胃膈閉塞、風毒氣連及頭面、大

便或秘、小便時澁、脾胃氣痞、不能飲食、脚

轉筋掣痛寧急、心神恍惚、眠寢不安等疾。

大黄濕麵裹煨　十五兩

枳實煨　　　木香

訶梨勒皮　各五兩

甘草煨　四兩

柴胡洗去苗

桃仁麩六兩去皮尖

右爲末、鍊蜜爲圓如梧桐子大、每服二

十九、半飲下、食後或臨臥服、稍増至四

十九、取宣利爲度、量虛實增減、覺病勢

退即服五補圓、不問男女老少並可服
餌量力加減、

譚氏殊聖方、

小児心硬辦應難撞助衛心有数般
忽即當心一片硬不然分作兩邊安、
丁香牛黄石膏共天竺生犀圓作卅
更入茯苓并积殼頻服三粒火心寬、

鎮心圓
丁香半乙　天竺黄少　石膏各分乙
丁香分乙
生犀錢末乙　牛黄許少

右为末、蜜圆如菉豆大、每服二粒春夏

枳殼湯下、秋冬茯苓湯下、

茅先生小兒諸積病青金丹、

滑石　末　　白丁香　過羅　　天南星　錢各弍

青黛　羅過平錢滿挑一錢　　輕粉　錢重二錢七

水銀　鎔便以錫二錢於銅銚内煮粋二錢先以水銀拌和瀉出於地冷用

川巴豆　井華水浸乙宿懸當風處吹乾者去心膜七十二片無欬欬撋者

爛研

右前件藥同拌合用軟飯為此。大巴

豆不出油、依形證用湯使下項傷寒後

取積痰煎葱湯吞下取痔蟲用牛肉炙
汁下驚風肚中緊硬面青黑金銀薄荷
葱湯呑下因傷着肚中及腹皮上微熱
肚脹夜間作热似疳又不是疳面青黄
色眼微黄此肚中有積用皂角子二七
粒灰內煨過用水一盞煎至半盞下有
積作馮魚鮓湯下氣積炒茴香湯下凡
下此藥周嵗十四圓三嵗十八圓七嵗
二十四圓看大小加減下須是四更初
下至天明通下積未盡時可依形證候

3228

下藥補之，臨噙此藥，恐先吐下些小涎

來亦不妨。

茅先生小兒諸積萬靈圓依形證用之

木香　黄連　逢莪茂各半

陳橘皮乙箇重錢半　青橘皮乙分各去瓤

檳榔乙來者用

右為末，每乙藥一錢用巴豆一粒去心

膜用醋煮巴豆一箇煮藥令巴豆紫色

用杏仁一箇去皮尖燈火上燃留性，二

味都研用醋麵糊為九，如，許大，每服

五圓七圓十圓薄荷薑湯吞下、

嬰孺治小兒結實不散乳食不消心腹痛、

雙圓子方、

太山丼遂 炒 牛黃 各弍 真珠 乙分

杏仁 戌夾去 芍藥 各四分

右為末蜜圓麻子大一歲兒飲下二圓、

量兒加減、

嬰孺治小兒疾實結聚麥門冬雙圓子方、

麥門冬 去心爲四分 䵸仁 去皮膜一二百枚 丹砂 分三

巴豆 四十箇去心炒

3230

右為末蜜九黍米大一歲二九、三二歲

服麻子大四九、外臺方同用真珠不用

丹砂、

嬰孺治孩子自下後、得寒熱血結、或癖氣

在在脅下、或寒飲、或吟食積聚氣動脅心

留熱不下食、飲閻瘦宜先服少飲子散氣

下食後服紫雙圓去宿積自克溢也、飲子

方前千金方

雙九見

柴胡　　　　人參

白术　　茯苓　　鱉甲醋噀炙香各弍分

右切如豆大，水二升，煮五合，空心分温

三四服，相去如人行一二里久，服再粥

以将息、

嬰孺治小兒核膛壯熱有實方

麝香 三銖別研
前胡 分各四　甘遂 炙
黃芩　牛草 炙　青木香 分二
石膏 分各三
大黃

右為麁末，水七升煮一升九合，每服三

合、日四服、夜三服、

嬰孺治小兒腹滿結實諸治無益者太山

甘遂圓方

太山甘遂 炒　葶藶 炒

郁李子　杏仁 去皮尖炒　芍藥

黄芩　豬苓 各三　澤漆葉 炒

鱉甲 二分 各　柴胡 四分

石為末蜜丸竹葉飲下以利為度一二

歲兒服小豆大十九四五歲服十五丸

以意量之

漢東王先生家寶靈砑丹下盧中積藏臍

虛滑泄瀉火經取轉裏急後重火積惡痢

暴瀉久不止、神效無比方。

通明硇砂 乙錢細研有墻壁

顆塊辰砂 通明者乙分細研

右二味裹研極細、用蠟半兩、先於盞內

鎔成汁、入去皮巴豆取三七粒全者煎、

候巴豆紫色為度、即漉出巴豆、細研入

前二味再研勻、於黃蠟內三分中取一

分再鎔成汁、傾藥於內、急攪令勻、刮出

於瓷合內收之、每服暴瀉惡痢、旋丸三

九如菉豆大、濃煎艾湯先呷三五口、然

後吞下，水瀉，冷水吞下，如取積，每服三
圓如梧桐子大，濃煎甘草湯放冷吞下，
臨臥服其小積藥隨積下其小可不動
便安。

錢乙消積圓方，

丁香　九箇　　縮砂仁十二
烏梅肉　焙　三箇　巴豆二箇去皮
油心膜
右為細末麵糊九黍米大三歲已上三
五圓已下三二九溫水下無時。

錢乙紫霜圓消積聚，

巴豆去心膜油　杏仁去皮尖各二十乙箇

代赭石細研水飛乙錢

右為細末，飯九如粟米大，每服三五九，

至十九、煎皂角仁湯下、無時、兒小者減

之、

錢乙真珠九、取小兒虛中一切積聚驚涎、

宿食乳癖、治大小便澀滯、療腹脹、行滯氣、

木香　白丁香各半錢留衣　丁香末真

輕粉少許為衣

巴豆仁乙十四箇、水浸、研極膩　白滑石錢弍

3236

右為末研勻濕紙裹燒粟米飯九麻子

大、一歲一九、八九歲以上至十五歲、服

八圓炮皂子煎湯放冷下、挾風熱難動

者、先服凉藥一服乳癖者減圓數、隔日

臨臥一股

錢乙消堅圓消乳癖及下交妳、又治痰熱

膈實取積，

碉砂末　　巴豆霜　　輕粉錢各乙

黃明膠錢末五皂　細墨許少

水銀砂子子大

右同研細末，少入麵糊為圓，如麻子大

倒流水下二歲兒服一圓食後

獨淹萬靈丹治小兒脾胃少不和挾積服

溫熱藥皆不效此藥神妙

內桂　　川黃連　　蓬莪茂 各乙

肉豆蔻仁。　楮檳　　陳橘皮 去白焙乾

木香　　丁香 各半兩已上搗羅為細末次用

巴豆去心皮火　　杏仁 於燈上燒灰存性各

二七箇

右件同再拌匀溏水圓黍米大每服末

周晬一粒，二三歲二粒、三四歲三粒、五

七歲五粒、十歲已上七粒，用生薑湯放

冷下、乳食後火積、或乳癖並宜常服。

嬰童寶鑑，治小兒積聚黃瘦吐食北亭圓

方、

北亭　　　馬牙硝　　朱砂錢七名末乙

臟粉錢乙　　巴豆六十箇去殼

右件研勻用餅劑中裹之、煨令熟去餅

硬者留少許潤者滴小為九如菉豆大、

剃茇湯下一歲一九、

良方治小兒虛中積潮發寒熱心腹脹滿

疼痛者妙香圓、

辰砂乙兩　　牛黄　　生龍腦

麝香分乙　　金箔乙十　粉霜

臟粉錢乙　各乙　蠟二兩

巴豆筍肥者乙百二十

右九如彈子大量虛實加減龍腦漿水

下夜半後服藏虛即以龍腦米飲下每

服三九如小豆九欲藥勢緩即按令扁

疾堅者加至十九皆以針刺作數孔以

行藥力小兒取積圓如菉豆治小兒吐

逆尤效此藥最下胃中煩及虛積

九籥衛生飛霜丹理一切虛中積下痢膿

血裏急後重臍腹撮痛方

碯砂　三分去
　砂石秤　粉霜　三錢

右件同研勻用薄紙捹作小紙箱子方

闊二寸半深四分許將藥末鋪在箱內

次掘一地坑深三四寸其闊約槐盖得

著用火燒令極熱即去其火惟留熟火

三兩挺鋪在坑底置藥箱子在內火上

急用瓷椀盖坑口周回以細土壅塞無
令透煙凡燒須防盖定後火滅頻以手
按試椀足熱方可燒時須用好熟炭火
即不滅也大約令燒如兩炊歇火即藥
成也如火滅即再裝火燒之燒及兩炊
飯火便候椀冷即開椀取出藥燒椀上
有藥煙着椀亦一處揩下再研令細凡
藥得熟自於火上炭更次入臟粉九錢
匕龍腦一錢匕又每裹研令勻水浸蒸
餅心九如菉豆大大人每服十九至十

時一服取下黑物不用服補藥瘥時一
服如用補只煎醋石榴皮湯與喫日二
服遂日下黑物為效忌鷄魚果子乳母
亦忌

高氏家傳取積雄黃圓方

雄黃錢三　　　鬱金半兩

巴豆二十粒去皮膜出油

右末麵糊圓如蘿蔔子大加減與服每
服五九空心茶清下

吉氏家傳取積青榴圓方

3243

輕粉炒乙　青黛炒三　腦麝宇童各半

巴豆去心油春冬三十五秋夏二十四粒

右末麺糊圓如。此大每服五圓米飲

化下

吉氏家傳消渴去積紫霜圓方

大楮石　木香炮　乳香

肉桂　杏仁尖去皮十五粒　丁香各乙錢乙簡

陳皮去白乙錢半巴豆去油肉豆蔻炒

右件末煮麺糊丸如。此大每服七圓、

飯飲下

㕮氏家傳，取小兒一切積，累用藥取不下，

腹脹瀉痢頻併乳香圓方。

乳香　礞砂　沒藥 各乙塊

㳂萊子四十 巴豆九粒生 皂子大

右用大棗一枚裹濕紙重封，灰火內炮

熟取出，去紙與棗子肉，於钵內研為膏，

若不通研入少許飛羅麵，圓如菉豆大，

每服七圓，周歲三九，三九更用淡薑湯下。

取下元傷物，

㕮氏家傳治鷩府積滯，或渴或瀉或熱蘆

薈圓方、

蘆薈 乙錢先鉢內研

蕪荑 皮半錢取仁 檳榔 箇乙 史君子 皮不去 歲

沈香 木香 錢名乙 少 胡黃連

麝 許

龍膽草 二錢餡錢 朱砂 錢名半

夜明砂 洗去土

右焙乾末用醋膽圓如。此大安服十

粒米飲下常服妙

奇氏家傳治小兒久積驚疳退積滯化風

涎利膈鎮心真珠丹、

真珠末

巴豆霜去油用霜　滑石各乙分

半夏浸七次三分姜　續隨子仁三分　白附子两半两姜

寒食麵二分　天南星浸七次半两

右末滴水圓。如此大安股二圓二歲

者一二九加減用蔥白湯下府積史君

子湯下

奇氏家傳治果子傷積追魂散方

白丁香　輕粉　官桂去皮各三錢

右末冷水調下半錢睡時服來日取下

所傷物用異功散煎紫蘇東瓜湯調三

眼和氣異功散方見胃
氣不和門中

吉氏家傳取驚積桃苻圓方

朱砂　　　　　天麻末　　　　鈆白霜各半

輕粉錢二　　　水銀皂子　　　巴豆三粒去皮膜

右末八飛羅麵滴水丸如。此大驚候
壯熱或吐或瀉脉沉緩眼色困此是驚
積周藏以下五九桃苻湯下加減服之

吉氏家傳鎮心取積睡驚散

麝金兩半　　　辰砂錢半　　　麝香

乳香各壹　　　陳皮用乙分二兩去白

巴豆十四粒同醉金炒熟不用巴豆

右末，每服一字者大小加減薄荷湯下

吉氏家傳治虛中積勝金餅子方

粉霜　延胡索　巴豆霜各半錢

輕粉錢乙　朱砂子乙塊皂石蠶乙簡火

右末，冷水為餅子，如梧桐子火，每服一

九皂子湯下

吉氏家傳治小児諸般氣積术香散，或驚

結不通此藥立取下方

木香錢半　陳皮錢二　巴豆五粒去心候

加字疑當在減字上

右將陳皮巴豆同炒黄色只取下巴豆

五片餘不用與前木香末同研勻每服

半錢或一字陳米飲下若吐瀉乳鳥尾缸內

煎香附子湯下加大小減

刮氏家傳惺惺圓治小兒疳勞黄瘦虛中

伏積兼患赤白痢但是虛中伏積宜用此

藥取更不動藏腑方

陽起石　　輕粉

黄鷹候　　白丁香錢各乙　　粉霜

碉砂錢挑乙　　　　　朱砂半錢

　　小銀砂錢乙

石鷰乙箇火煅伍次湯淬五度

右為細末湯浸蒸餅為圓如此。大每

服七九、十九、至十五九、用火煅皂皂葱

白湯下非時眼不動藏腑。

長沙醫者丁時發傳治小兒驚熱乳食積

襲不消朱砂圓方

朱砂　臟粉研　麝香

雄黄各半　巴豆去皮出油

右件為末蜜丸如栗米大一歲一圓荊

芥湯下犬小加減。

長沙醫者丁時發傳青黛三聖圓治小兒
痰涎膈實㿈癖驚風消㿈食蚘症痳積腹
痛常服極妙、

青黛　　　　牽牛分末三　　膩粉錢乙

右為末麪糊為圓米飲下

長沙醫者鄭愈傳大碧丹水癖食癖五積
果子毒但是腹中疾並治五積㿈不消四
李服之、

光明砂錢二　　消石　　　　膩粉
白上硫黃　　　鷰糞錢各乙

小巴豆七粒巴者去心膜水浸一宿润二七度研如泥去油

右为末二废同研匀令入巴豆膏浸煎

红米饭为圆。青黛为衣半周一圆一

岁二九量大小加减用之，春冬煨皂角

汤秋夏煎萝葡汤下，如惊煎金银薄荷

汤下。

长沙医者郑愈传三出圆去积聚方

陈皮飘去　　　硇砂　　　藿香

京三稜　　　蓬莪茂

芜荑　煮乾为度　各乙分同醋

3253

巴豆五十粒和殼，上焙焦為度、无

右先六味為末，次外杵巴豆令爛，方與

諸藥相杵，令勻，以醋麵糊為丸，如菉豆

大，朱砂為衣，每服三五丸，薄荷湯化下、

乳食後、

癥瘕第二

鄭氏病源小兒癥瘕癖結候，五藏不和，三

喉不調，有寒冷之氣容之，則令乳哺不消

化結聚成癥癖也，其狀挨之不動，有形段

者藏也，推之浮沈者瘕也，其弦急牽強、或

在左或在右者癖也皆由冷氣痰水食飲

結聚所成故云癖瘕癖結也

聖惠論夫小兒寒溫失調飲食不化與藏

氣搏相結聚不動名為瘕也其食結在腹

喜寒四肢灑灑如霍不能飲食常自隱隱

而痛此則食瘕也

嬰童寶鑑小兒瘕者在腹中疼痛瘕不痛

定一慶者瘕也

翰林待詔楊大鈞問小兒結瘕成塊者為

何谷曰小兒不慎哦味嘗喫黏滑膩肥腥

蘆瓜果胃口不和，結實難化，癥癖於肓腸
之間攻衝榮衛，則嘔逆頻頻，端麁眼澁，更
加頻渴或歸於下部則泄瀉頻併，兩脇虛
脹便只和脾胃或更疎瀉，或則飲食不化
漸次成癖，大約諸般皆婦人體息，須憑救
療使早暮痊除不尋根源以而為疣，

五臟賢眞珠囊小兒癥癖候凡應癥癖癖
結並是撫養乖理哺餵不時，致乳食結聚
而不化，故成此疾，

患眼觀證凡小兒生下，有瘕癖氣有痔蟲

3256

攢心氣有胎驚疝氣有把心吊氣瘕氣者

發時橫來左右脇下築痛或多吐逆忽下

緋湯圓通利驚風門中急慢後以勻氣散服之

見胃氣不和門不和門痹蟲攢心氣者其候伏面眼去蟲方見

藥如渴水未住便下瑠氣散滿門中脹夾黃

建飲子服之本門見胎驚疝氣者生下多使

啼或吊上腎乃以寬氣藥參苓散治之見方

和門中又用蔥涎膏貼外腎大小便門中方見

醒後汗出又渴水無時乃以槐角圓腹痛

中門及寬氣藥調理二三日亦已通利映勻

氣生下未周歲至兩歲一見陰煙者此胎
中大受極熱或父之傳受先用牛黄圓療
之方見風後勻氣始用芸薹子為末冷水
調貼之如未退却用寒水石白縞土酸醋
調塗乃常喫礬金甘草乎硝三味為末峰
糖熟水調下。

嬰童寶鑑小兒癜癖歌、

三焦不調順、　　首中寒氣極、
痞滿喘還麗、　　噫出酸氣息、
乳哺不能消。　　結聚成癥癖。

3258

有形名曰癥，

弦強癖之源，　　浮動當為積，

分明記胷臆。

外臺廣濟療少小及大人腹中宿食積成

癥癖兩脇妨滿氣息喘急不能食面黃日

漸瘦腹大脹硬除百病紫雙圓方，聖惠名

代赭圓，

代赭　　丹砂各研　大黃各八分

青木香用弍兩聖惠

當歸用乙兩聖惠

桂心用弍兩

犀角屑 三分聖惠

巴豆 六分去心皮別

搏聖惠用半兩

右八味搗篩蜜和丸如桐子大人小兒

量之十歲兒服大豆許二丸六歲者小

豆許二丸以下臨時斟酌要瀉病出為

度火疾日一丸以溏泄而已不在猛瀉

忌如常法

姚和眾方治小兒瘕癖

右用煮去鼠肉汁煮粥与食

聖惠治小兒瘕癖壯熱頭痛嘔逆腹痛寒

3260

熱頭髮作穗及食癖氣癖氣鱉甲散方

鱉甲 乙兩塗醋炙令黃去裙襴

木香

檳榔 兩各半

柴胡 去苗各 三分

人參 去蘆

桂心 乙分

川大黃 炒剉微

枳殼 麩炒微

京三稜 剉微煨

赤茯苓

右件藥搗麗羅為散每服一錢以水一小盞煎至五分去滓溫服日三服量兒大小以意加減

聖惠治小兒癥瘕羸瘦鼠肉煎方

鼠肉 五兩生用

鱉甲 生用三分

甘遂 末乙分

陳橘皮 半兩湯浸去白瓢焙

右件藥除牛遂末外並剉以水二大盞

煎至五分去滓下牛遂末勻攪一二百

日兒妳癖一日與服之盡半合二三歲

兒一日服盡一合四五歲兒一日服盡

二合如利多即少服看兒虛實與服之

如是利不止煮大麥麵湯解煮鼠肉汁

作粥服之亦佳

聖惠治小兒癥瘕脇下堅硬如石四肢黄

瘦不欲乳食牛遂圓方

3262

丹遂　煨令微黃

桃仁　湯浸去皮研

雄黃　研細

丹砂　研

石膏　水飛　各細研

牡蠣　燒為粉半兩

麝香　細研　半分

巴豆　半分去皮心絹囊盛於淨
酒中煮半日取出焙乾

右件藥擣羅為末与巴豆都研令勻鍊

蜜和丸如黍米大每服以粥飲下一丸

日二服量兒大小加減服之

聖惠治小兒癖氣羸弱不能乳食鱉甲丸方

鱉甲　塗醋炙令黃去裙襴

京三稜　微煨剉

川大黄剉碎炒　檳榔

郁李仁各半兩湯浸去皮微炒

青橘皮湯浸去白瓤焙　人参

柴胡去苗

防葵分各乙

木香

肉桂去皮各去

桔梗蘆頭去

右件藥搗羅為末煉蜜和圓如菉豆大五六歲兒空心以粥飲下七圓晚後再服更隨兒大小以意加減

聖惠治小兒癥瘕腹痛黄瘦大黄圓方

川大黄碎微炒三分剉　知母

3264

牡蠣燒為[粉]　枳殼[麩炒微黃去瓤]　當歸[各半兩剉][微炒]

鼈甲[乙兩塗醋炙令黃去裙襴]

右件藥搗羅為末、鍊蜜和丸如菉豆大、三四歲兒、每服空心、以粥飲下五丸、晚後再服、更量兒大小、以意加減、

聖惠治小兒癥瘕百病痃癖腹脹黃瘦發渴不常客忤疰痢及吐逆不定心腹多痛及驚風天瘹等牛黃圓方、

牛黃[細研]　犀角[屑]　木香

當歸[各半兩]　人參[去盧][頭]　川大黃[剉碎微炒]

光明砂飛過 細研水

麝香 細研

鱉甲 乙兩塗醋炙令黃去裙襴乙分

巴豆 以淡漿水乙椀大煮盡去皮出油別研各乙分

檳榔 各三分

肉荳蔻 去殼乙枚

代赭 二分

杏仁 二十枚湯浸去皮尖雙仁麵炒微黃

右件藥搗羅為末都研令勻鍊蜜和圓

如菉豆大百日以下兒乳汁下一圓二

三歲兒空心粥飲下二圓胷膈有病吐

出在臟腑有病即利出惡物為驗後又

得喫漿水粥一日其利自止五日至十日

喫一服永無滯結、更量兒大小、加減服
之、

聖惠又方

朱砂研細　　　　杏仁各乙分湯浸去皮
巴豆霜半分　　　尖雙仁別研如膏

犀角屑半兩各　　鱉甲黃去裙襴
　　　　　　　　炙醋

右件藥擣羅為末入巴豆杏仁都研令
勻鍊蜜和丸如黃米大百日兒乳汁下
一丸三四歲兒薄荷湯下三丸隨兒大
小加減服之、

聖惠治小児食癥或

●熟四肢黄瘦不

欲飲食磻石圓方

磻石　　　　　乾薑為炮製

杏仁浸湯去皮尖雙仁各一分

巴豆去心皮紙裹壓去油

砒砂兩各半

已上五味研令細以米醋一茶椀煎如

膏次用

京三稜剉微煨

皂莢去皮塗酥炙令黄去子

逢莪茂各

右件藥搗羅為末以所煎膏和丸如菜

豆大，三歲兒每服以茶清下一圓，兒稍

大臨時以意加之。張渙方，三稜煎，同治脾虛挾積

聖惠治小兒食癥寒熱羸瘦不能飲食宜

服防葵圓方

防葵

京三稜 微煨剉　　枳殼 麩炒微黄去瓤

　　　　　　各半兩

木香

川大黄 剉碎微炒

内荳蔻 去殻

麝香 細研　各乙分

鱉甲 塗醋炙令黄褐欄　各乙兩

右件藥搗羅為末煉蜜和圓如菉豆大

三歲兒每服以粥飲下五圓，日二三服，

3269

更量兒大小，以意臨時加減。

聖惠 治小兒食癥久不消代赭圓方。

代赭 研細

巴豆 去皮心研紙裹壓去心研紙
各半

丁香

黃連 頭須去

麝香 研

五靈脂

桂心 分各乙

膩粉 錢各乙

蘆薈 二錢細研

右件藥擣羅為末，都研令勻，煉蜜和圓，如菉豆大。三歲兒，空心以粥飲下二圓，量兒大小，以意加減，當取下一切惡物為効。

圣惠治小儿食癥，喫食不得，四肢消瘦，宜
服木香圆方。

木香　　　　　　　槟榔

杏仁仁烧去皮尖，炒做黄　　　鳖甲涂醋炙令　京三稜剉微煨
　　　　　　　　　　　　　　　　黄色秔爛

犀角乙屑各分炒做黄　　　鳖甲涂醋炙令　　當歸剉微
　　　　　　　　　　　　　　黄色秔爛

朱砂飞过水代赭細研各半两

巴豆半分去心研，纸裹出油

右件药，擣羅为末，都研令匀，鍊蜜和圆
如黍米大，三岁儿空心以暖水下三圆，
晚再服，量儿大小，临时加减。

聖惠治小兒食癥，大腸澀、心腹妨悶，大黃
丸方、

川大黃剉碎　赤芍藥　　大麻仁

鱉甲令黃去裙襴炙各三分塗醋　防葵

法麴炒微黃　白朮

青橘皮各乙分湯浸去瓤焙

右件藥搗羅爲末，鍊蜜和丸如菉豆大，
三歲兒，每早晨以溫水下五丸，晚後更
量兒大小以意加減、

聖惠又方、

3272

京三稜 煨剉為末　五靈脂 各半兩　巴豆霜 分半

右件藥都研令勻以醋煮麵糊和圓如

菉豆大每服空心茶清下二圓量兒大

小加減服之、

聖惠又方

菖蒲 末半 兩半　巴豆 二十枚去皮研爛以中盞熱成膏

右件藥入巴豆膏和圓如菉豆大每服

空心以茶清下一圓量兒大小加減、

聖惠又方

膩粉 錢乙　乾燕脂 分乙　巴豆霜 分半

3273

朱砂半两细研水飞过

右件药都研令匀以醋煮麺糊和圆如

菉豆大每服空心煎橘皮汤下二九量

儿大小加减服之

圣惠治小儿积年厌食并治血气及癥块

硇砂圆方

硇砂半两细研　青礞石研细　穿山甲炙令黄焦

磁石烧醋淬七遍研如粉　京三棱剉微煨

乾漆捣碎炒令烟出　赤石脂乙分细研各

蛀虫去翅足炒微黄　水蛭各炒令微黄五十枚

汁上恐有脱字

橘上恐有脱
誤

汁下、宿酒不消酒下、血氣當歸酒下、姙
娠不服要轉淡茶下、加至七圓、小兒三
圓、常服一兩圓。

張渙大腹子湯、治癥癖腹滿小便不利方。

大腹皮 剉 乙兩　檳榔　枳殼 去瓤麩炒

赤芍藥　人參 去蘆頭　知母

陳橘皮 湯浸去白 各半兩　　　橘

井遂 乙分煨令黃

右件搗羅爲細末、每服一錢、水一小盞、

煎至五分、去滓溫服、量兒大小加減。

3275

張渙聖效丹，治癖結諸病，久不瘥方。

當歸洗、焙　木香

桂心已上各一兩　甘遂煨火煨京三稜炮

鱉甲已上各半兩坐酥炙黃去裙襴為細末次用湯浸　好硃砂水飛細研

麝香各乙分湯浸　桃仁去皮尖、別研

已豆三七箇去皮心膜須袋盛用好酒煮一宿取出別研

右件都拌勻，都研細，用黃蠟六兩，慢火

鎔同諸藥攪成膏，如黍米大，每服未周

晬小兒一粒，二三歲二粒，四五歲三粒，

六七歲五粒，十歲已上七粒，溫米飲下。

乳食後，量兒大小加減。

患眼觀證雙參飲子 本名胡黃連飲子

人參　　　　胡黃連　　桃杷葉 栻去毛

葛乾　　　　甘草　　　元參

麥門冬

右各等分為末，每服一大錢，水半盞，煎

兩三沸去滓，旋旋與喫。

癖氣第三

夫絕乳小兒，五藏調和，榮衛氣理，

則津液通流，雖復多飲水漿不能為病，若

調養乖方、三焦痞隔、則腸胃不能宣行、因
飲水漿、便令停滯不散、更遇寒氣相搏結
聚而成癖、癖者謂僻側在兩脇之間、有時
痛也、

茅先生論小兒生下五箇月日、上至七歲
有結癖在腹成塊、如梅核大來去、或似卵
大常叫疼痛不住者、求分數類、在右脇下
痛者為癖氣、下蓬莪莍散、（方見氣門中夾健脾）
散、（方見胃氣門中）與服即愈、如見面黑眼視鴻
黑血鼻口冷、（冷）手足、不進食者死、

钱乙论、小儿病癖由乳食不消伏在腹中、
乍凉乍热饮水或喘嗽与潮热相类不早
治必成症以其有癖则令儿不食致脾胃
虚而热发故引饮水过多即荡涤肠胃亡
失津液胃不能传化水谷其脉沉细益不
食脾胃虚衰四肢不举诸邪遂生鲜不瘦
而成症矣、
钱乙论癖为潮热云曹宣德子三岁面黄
时发寒热不欲食而饮水及乳不止衆医
以为潮热用牛黄圆癖杏圆不愈及以止

3279

渴乾葛散服之反吐，錢乙曰，當下白餅子主之，方見搐門中。後補脾，乃以消積圓磨之，方積聚門中。此乃癖也，後果愈，何以故不食，但飲水者，食伏於管內，不能消，致令發寒眠止渴藥吐者藥衝脾故也，下之即愈。

嬰童寶鑑，小兒食癖者，是小時失乳，或母無乳暴將食哺之，或動或不動，食在於脾兒不能消化，結聚成塊，其腹內左右不定或如梨栗覆盃之狀是也。

嬰童寶鑑，滯寒不流，又夾痰涎成癖，自然

有聲、

嬰童寶鑑小兒癖者、於腹中來往不常者

是也、

消化、中惡忤氣方、

千金牛黃鱉甲圓治少小癖實壯熱、食不

牛黃　　　厚朴 薑製　　茯苓

桂心　　　芍藥　　　　乾薑 炮各半兩

鱉甲 醋灸熟　麥麹 麹　　柴胡

大黃　　　枳實 炒　　　芎藭 各乙兩

右十二味末之、蜜圓如小豆大、日三服、

以意量之。

千金治小儿宿食癖气痰饮往来寒热，不
欲食消瘦芒硝紫圆方

芒硝 名二

大黄 两各四

半夏 七遍

巴豆 二百枚
去皮膜

代赭 两乙

甘遂 两 汤去皮尖乙

杏仁 百二十枚乙
去皮尖

右七味末之，别捣巴豆杏仁治如骨旋
内药末，捣三千杵令相和合，强者内少蜜
百日儿服如胡豆一丸，遍百日至一岁
服二圆随儿大小此意节度当候儿大

使中藥出為愈若不出更服如初王氏
名保童圓治伏積寒熱吐瀉大便久不
調諸驚癇伏涎溫壯等皆療之麁醫云

人家有此藥者可保小兒無悮

外臺古今錄驗還魂圓療大人小兒傷寒
四五日及數年諸癖結堅心下飲食不消
目眩四肢疼咽喉不利壯熱觧胃逆滿腸
鳴兩脇裏急飛尸鬼疰邪氣或為驚恐傷
瘦背痛手足不仁口苦舌燥天行發作有
時風溫不能久佳吐惡水方

巴豆皮去心熬　甘草炙　朱砂

芍藥　麥門冬去心 二兩

右五味各擣下篩合和以蜜擣三千下

圓如梧桐子大安服兩圓蔥棗湯下小

兒二歲巳上服如麻子大一圓日二服

忌海藻菘菜野猪肉蘆笋生血物

外臺廣濟療老小腹中癖氣方

牛膝　枳實炙　鱉甲炙

茯苓 各八分　桔梗　芍藥

白朮　人參　厚朴

大黄　桂心　檳榔分各六

右十二味捣筛、蜜和丸、空肚温酒服如
梧子二十圓、日二服、漸加至三十圓、老
小减丸、微利忌生冷油臟小豆黏食莧
菜桃李雀肉大醋生蔥豬肉

外臺必效療大人小兒癖方
右取車下李仁、微湯退去皮及並仁、与
乾麵相半、搗之为餅、如猶乾和淡水如
常搜麵犬小一如病人手掌为二餅微
炙便黄勿令至熟、空肚食一枚、當快利

如不利更食一枚或飲熱粥汁即利以
快利為度至午後利不止即以醋飯啜後
之利後當虛病未盡者量力一二日更
進一服以病盡為限小兒亦以意量之
不得食酥及牛馬肉魚不效但病重者
李仁與麵相半輕者以意減之後服者
亦任量力頻試差神效試

外臺急救小兒閃癖治之方

黄連 去毛
青箱苗 六月六日採
大黄
知母
枙子仁

3286

菝葜　常山　萎蕤分各八

苦参皮分十二　甘草炙　蜀漆五分洗各

右十一味捣筛宓和为圆如梧子大饮

服五圆渐加至十五圆再以知为度因日

至利小儿减圆量度服忌猪肉熟麺葱

蒜生菜海藻菘菜

外臺廣濟療小兒痃癖發腹痛不食黄瘦

鱉甲圓方

鱉甲炙　郁李仁分各八　防葵

人参分各五　河梨勒皮七颗　大黄四分

3287

桑菌三分

右七味捣篩蜜圓大小量之以酒飲乳

服五九至十九聖惠獨治疰氣發動但

鱉甲防葵大黄郁李仁各半兩人參桑

菌各六分訶梨勒三分

外臺劉氏療小兒冷癖疰癖氣不下食瘦

時時肋下痛方

防葵　　　當歸　　　枳實 炙

厚朴 炙　楮實　　　人參

黄耆　　　茯神　　　訶梨勒皮

白术　分各八　　牛膝　　　郁李仁皮尖

柴胡　　　　　　大麻仁　　芍药

橘皮　　　　　　防风　　　紫菀洗去土

薏苡仁　分各六　鳖甲炙　　三稜根各二分

桂心　分七　　　大附子炮二枚　乾薑末二分

甘草炙　　　　　乾地黄　　大黄分各十

五味子分四　　　檳榔仁四顆

仙鼠糞二枚如无以二合代

右三十味捣筛蜜圆如梧子大小增减

以意量之顼饮服之良

子母秘錄治小兒氣癖方、

右用用三稜汁作羹粥以米麵為之與妳

母食每日取一棗大與小兒喫亦得作

粥與癇熱食之治小兒十歲已下及新

生百日無問癇熱魚臺宏癖等皆理之

秘妙不可具言、大效、

子母秘祿治小兒閃癖頭髮堅黃瘵瘟瀛

瘲

瘦方、

右用林檎杵末以和醋傳上癖移慶就

傳之、

劉禹錫治小兒閃癖方

右用蛹蝶煮食之

陳藏器治小兒閃癖大脹痞滿方

右用鶴脚骨皮觜並煮汁服之亦燒爲
黑灰飲服

陳藏器治小兒閃癖方

右用苦瓢取末破者煮令熱解開熨小
兒閃癖

聖惠治小兒腹中癖氣不散肌肉瘦痹或
多心煩不能飲食即吐逆或大小便秘澀

3291

及天痫驚風並宜服大紫霜圓方

代赭　細研

朱砂　細研飛過　犀角　麝香

杏仁　湯浸去皮尖雙仁麸炒微黃各半兩乙分去皮心

牛黃　研　各細

巴豆　研紙裹壓去油

當歸　川大黃　微炒各剉

鱉甲　令黃去裙襴醋炙各三分

右件擣羅為末入研了藥更研令勻錬

蜜和擣三二百杵圓如麻子大每服粥

飲下二圓驚風天痫荊芥薄荷湯下更

量兒大小加減服之以利下惡物為效

聖惠治小兒癖氣腹痛前胡圓方

前胡 各去
蘆頭
赤茯苓 各去
蘆頭
赤芍藥

桔梗 去蘆頭

川大黃 剉碎
微炒

當歸 剉微
炒

枳殼 去瓤
麩炒

郁李仁 去皮
微炒

鱉甲 令乙兩堂
黃去醋裙
去裙欄炙

右件藥擣羅為末錬蜜和圓如菉豆大、

三歲兒每服空心以粥飲化破五圓服、

量兒大小、加減服之、

聖惠治小兒腹中結聚、脇下有癖、手足煩

熱鱉甲圓方、

鱉甲 乙兩塗醋炙令黃去
裙襴嬰兒灸五分

川大黃 半兩判研微炒
嬰孺用五分

赤茯苓 各半兩判
各用乙兩嬰孺

乾姜 乙分
嬰孺用乙兩炮者微炒

蟅蟲 十枚乾者微炒
嬰孺用二十箇

柴胡 去苗

桂心 兩乙
二十枚炙

蜜蟲 微炙

右件藥搗羅為末煉蜜和圓如麻子大

二三歲兒空腹以粥飲下三圓日三服

量兒大小以意加減

聖惠治小兒癖氣久不消散防葵圓方

防葵 兩乙

川大黃 三分判
碎微炒

人参　訶梨勒皮　桑茵

郁李仁 去皮尖微炒 各半两汤浸

右件药捣罗为末，炼蜜和圆如麻子大。

每服以温酒下五圆，日二服，量儿大小，

加减服之。

圣惠治小儿宿食不化，积成癖气，两胁妨

闷气急不能下食，腹大胀硬，小柴雙圆方。

代赭 细研

川大黄 研微炒 各乙两剉

丹砂 飞过研水

木香 研微炒

犀角屑

杏仁 汤浸去皮尖 麦糵炒微黄

当归 剉微炒 各半剉

巴豆乙分去皮心研紙裹壓去油用

右件藥擣羅為末入研者藥史研令勻

煉蜜和圓如菉豆大三歲已上每服空

心以溫水下二圓更量兒大小以意加

減取下惡物為效

聖惠治小兒癖氣手腳心熱面色痿黃不

忍飲食日漸羸瘦鱉甲圓方

鱉甲黄去裙襴醋炙令

川大黄碎微炒　各乙兩剉

人參致去蘆　赤茯苓

柴胡去苗三分

當歸剉微炒　各乙分

桂心　白术　木香各乙分

檳榔　京三稜剉微煨　木香

生薑各半兩切作片子焙乾

右件藥擣羅為末、煉蜜和圓如菉豆大、

三歲兒空心以粥飲研下五圓、更量兒

大小以意加減、當下諸惡物為效。

聖惠治小兒癖氣、手腳心熱、脾胃虛弱、不

下飲食、而色痿黃浙加羸瘦、京三稜圓方。

京三稜剉微煨　防葵　木香

枳殼麩炒微黃去瓤　人參去頭蘆　赤茯苓

白术　桂心两　各半

郁李仁三分湯浸去皮微炒　川大黃剉碎微炒

鱉甲令黃去裙襴醋炙

右件藥搗羅為末鍊蜜和圓如小豆大

以粥飲下隨年九數日三服兒稍大即

以酒下之

聖惠治小兒羸瘦腹內有癖氣脇下堅滿

時有腹痛雖食不成肌肉難骨圓方

烏雞骨紋乙具酒浸令微黃　川大黃剉碎微炒

鱉甲黃塗醋炙令去裙襴　黃芩

3298

澤瀉

人參〔去蘆頭〕　柴胡〔去苗〕

杏仁〔湯浸去皮尖雙仁麩炒微黃〕　赤茯苓〔各乙兩〕　桔梗

蝱蟲〔炒令黃五枚微黃〕　枳實〔炒微黃〕　防葵〔各三分〕

右件藥擣羅為末鍊蜜和圓如菜豆大

四五歲兒以粥飲下七圓廿二服者兒

大小臨時加減服之

聖惠治小兒癖氣脇下妨悶手足微腫宜

宣服枳殼圓方

枳殼〔麩炒微黃去瓤〕　牽牛子〔生用〕　黃蘗〔剉各半兩〕

川大黄炒剉碎微三分　　牡丹

甘遂煨令微黄　桂心各一分

右件药捣罗为末，炼蜜和圆如菉豆大

每服以温水研破二圆服之，日再服，看

儿大小以意临时加减。

圣惠治小儿癖气不消，四肢黄瘦，时有腹

痛大黄圆方。

川大黄剉碎微炒　鳖甲黄去裙襴涂醋炙令

大麻仁入研　赤芍药　防葵各三分

神麹炒微　白术　木香各一分

3300

巴豆十五枚去皮心研紙裹壓去油

右件捣羅為末入巴豆都研令匀用軟

飯和圓如小豆大每服三圓小兒一圓

以燒蒸餅灰湯下一復時後取下惡物

若是血氣塊當歸湏下不過五服差

博濟方消癥瘕積聚血結刺痛木香硇砂

煎圓、

木香　　　　大黃炮　　荆三稜生用

巴豆去皮膜不出油用細研之　　官桂去皮

筒子漆炒　　青橘皮去白　　蓬莪茂炮

附子皮臍去　　乾姜炮各　　香墨乙指節
乙分　　　　大如研

硇砂浸一宿　以好醋乙盞　太砂石
沒半兩以好醋乙盞　太砂石

右將大黄末荆三稜末巴豆等三味同
於銀石罸内以好醋一升煎一兩沸次
入硇砂同熟成膏次入諸藥末和匀再
八臼杵千百下為圓如菉豆大每服五
圓傷冷食酒冷冷水結聚腹内氣塊痛
用乾姜湯或橘皮湯下夾食傷寒白湯
下亦得黏食不消成氣塊即用焦麵湯
下食牛羊魚鱉内成氣塊不散用所傷

右件藥搗羅為末煉蜜和圓如菉豆大

每服以溫水化五圓服之日二服量兒

大小以意加減

聖惠治小兒癖氣壯熱瘦癖不欲乳食訶

梨勒圓方

訶梨勒皮　柴胡苗去　川大黃剉碎微炒

赤芍藥　鱉甲塗醋炙令去裙襴　大麥蘗炒微黃令

厚朴去麤皮塗姜汁炙令香熟　赤茯苓　枳殼麩炒微黃去瓤

芎藭　赤茯苓

乾薑炮裂剉　桂心分各乙

3303

右件藥擣羅為末，鍊蜜和圓如菉豆大，每服以粥飲下五圓，日三服，量兒大小，以意加減。

聖惠治小兒癖氣堅硬瘦瘁不欲食芫花圓方

芫花　醋拌炒令乾　鱉甲　塗醋炙令黄去裙襴

川大黄　剉碎　桃仁　湯浸去皮尖雙仁麸炒微黄

京三稜　剉微煨　雄黄　乙分細研各

右件藥擣羅為末，鍊蜜和丸如栗米大，三歲兒每服空心以生薑湯下三圓，量

3304

兒大小以意增減服之

博濟方，治小兒諸癖每至午後時作寒熱

微有欬嗽脅肋癖硬燒青圓

輕粉　錢二　　元精石　　粉霜

硇砂 分各乙　　白麵 錢三

右件五味同細研滴水和為餅子以文

武火燒熟為度再研滴水和為圓如黃

米大每服七圓漿水下三歲以下服五

圓、

嬰孺知母圓治少小大人脅下有疾心下

癖癥頭中苦痛、微眩、面黄、小便赤色、往來

寒熱、手足厥冷、不能飲食、夏秋轉甚、令人

淋瀝或苦手足煩躁、或瘭病之後、餘疹不

除、朝差夕增、乍寒乍熱、心背有疹結及

連瘭後瘀不止、或是溫疫、或欲作瘭、頭項

苦強或背胛間疼、熱癖飲、小兒疰疹、胁下

癥堅及傷寒後七八日、結熱、痰積不除、久

則寒熱頭痛、逆害食飲、胃中煩躁、夜臥苦

煩朝差夕甚、有如溫瘧、此是熱結不去、此

方能除熱消飲、治寒熱、和胃氣、利小便、背

膈間疼熱留飲面黃，小兒壯熱，諸癖癥並

主之。又不令吐下方

知母　　　大黃　各三　黃芩

杏仁炒　　常山　各二　蜀漆

甘草二兩　麻黃去節二兩　牡蠣煅赤六分

右為末，蜜圓咀子大，飲下五圓，日進三

服，加至二十圓。老小半之。小兒以意加

減。

方、

嬰孺防葵圓治老小痃癖不食贏瘦，神驗

防葵　　　當歸　　　旋覆花

橘皮　　　訶梨勒皮　吳茱萸

桂心　　　桔梗各四分　杏仁六十箇妙

大附子炮乙箇　大黃十二分　鱉甲分

右為末，蜜圓梧子大，每服十五圓，日再

服，

嬰孺治小兒痃癖方

贙汗松淡搓乳地黃并熬血成之　出西番，如凝血，蕃人煎寺草

右取半七，以水半盞，研如稀糊更研朱

砂調令勻若五歲以下，空心只作一服

3308

服之得利惡物出、如不利隨糞出差、三
五日大愈、量兒大小与之

嬰孺治小兒閃癖身躰壯熱頻服冷藥、冷
氣浸心成癖、下焦又冷腸結大便難方

茯苓　　　　　芎　　　　　鱉甲　灸

枳殼　灸　　　芍藥　分各二　柴胡　分四

右切、以水一大升三合、煎至三合、空心
為二服、去五六里再服、忌莧子

嬰孺治小兒羸瘦腹有癖、兩脇堅滿時痛、
食不生肌、雞骨鱉甲圓方

宿烏雞　骨肉骨乙具、酒浸一宿、炙黃

鱉甲　炙

蜀漆

柴胡

桔梗

人參　各四分

芍藥

黃芩

杏仁　各五分

大黃

防葵　切

白术　各三分

枳實　乙分半炒

蜜炙　參箇

右為末蜜圓豆大，四、五歲兒服二圓，日

再服佳。

嬰孺治小兒水癖，黑圓子方。

乾姜

當歸　四分

胡椒　三分

細辛　汗各

鹽豉　合二

附子　炮

巴豆十枚皮炒去　狼毒分灸乙　杏仁去皮炒十箇

右為末，蜜圓胡豆大，飲服三圓，日一服、

知母　牡蠣　枳實各六分

鱉甲灸醋煮　甘草各四分　大黄分三

吉氏家傳治腹脹不調，并癖氣久不愈方、

右末，蜜圓如菉豆大，粥飲下五圓、

半氏家傳治小兒腹痛不調，魚癖氣，知母

圓方、

知母六分　鱉甲四分灸　牡蠣

枳殼炒去瓤　知母各三分麩

大黃 裹煨熟 十二分 紙

右件為末，蜜圓如菉豆大，飲下五圓，大

人以意下脫。

長沙醫者丁時發傳治七八歲兒多睡，或

時壯熱，日加羸瘦，身雖不痛，有時痢膿嘔

逆不食，是癖氣之候，其狀似瘧疾，人多不

識此患方。

柴胡 灸　黃芩 各乙 分　枳殼 炒 兩片

甘草 灸　知母　芍藥 各二 分

大訶梨勒 灸 乙箇 大者煨取 小者兩箇

右件為末，水一盞煎服。

長沙醫者丁時發傳大戟餅子治小兒食

癖脇下有一塊飲食不生肌肉方

大戟乙 半兩勻切片子以好醋浸乙宿取出焙乾為末用藥末乙錢

好麵乙錢

右滴水和圓捻作餅子好小鐵大擘三

分鐵上煿熟米飲嚼下一餅兒小減服

長沙醫者鄭愈傳治諸癖腸結可思飲食

或時吐逆練香圓散方

青皮分乙　　白薑　　甘草

3313

呵子　各一錢並煨過

乳香　存性研为末　巴豆霜　別研　各乙錢　沒藥

右和匀為末，嘔逆兼瀉不止，每服一字，

米飲調下，如惡思食消癖，却入巴豆，以

稀麵糊为圓。每服五七圓，薄荷湯吞

下，日進三兩服，量虛實加減用之。

长沙醫者王兌傳二丁散治小兒諸癖头

不消腹痛作寒作熱泄瀉無時多渴黃瘦

或下痢腹脇有塊如掌癖側石硬方

揀丁香　白丁香　沒石子　錢各弍

3314

硫黄　蜜陀僧

錢各三

右為細末研勻每服一字至半錢，白湯

調下空心臨臥日二服，已消為度。

千金灸法小兒癖灸兩乳下一寸各三壯。

乳癖第四　附㿀腪是

聖惠犬小兒乳癖者，由乳母食飲無常，醉

飽過度便即乳兒，不知割節小兒脾胃虛

嫩不能消化，或乳母偏臥一向乳兒不能

廻轉兒亦睡着，乳滯偏於脇下因茲結聚

成塊而痛者是也，其候面色青黃發歇壯

3315

熱吐乳多睡，口內生瘡漸々黃瘦腹內結

塊不散，故名乳癖也。

芽先生，小兒生下中，遍身忽發寒候，遍身

黃腫，小便赤黃，體微蒸熱，此候本因胎熱，

又閃哭後，母愛惜將妳与喫，不消化，遂為

妳積所治者，先用牛黃膏，方見脇天竺黃

散熱門中，調中飲，方見胃氣熟門中，三箇藥与服

即愈，如見黃色入睛眼目視，氣喘奠口手

握奉惡候不治。

錢乙論腹中有癖不食，但飲乳是也，當漸

用白餅子下之

嬰童寶鑑，小兒妳癖者，謂小兒未會喫食

唯飲其乳其乳擁猛或其母當煩悶之次

便乳其子子飲乳擁結不消又夾頑涎結

成癖現在腹內或動不動有哷腹痛是也

王訣小兒妳癖積傷候歌

妳脾痞結積因傷腹脹筋青面色黃

熱發有時或渴飲症傷脾熱口生瘡

此患先解利後取積次調胃氣無候矣

又一本云先用悁悁圓取次銀白散調

3317

氣,二方並
見本門

聖惠治小兒乳癖結實,或有滯惡停積不
散,令兒日漸羸瘦,面色痿黃,春夏多發,不
欲乳食京三稜散方。

京三稜 剉,微煨　川大黃 剉碎,微炒　檳榔

鱉甲 塗醋炙令黃,去裙襴　赤茯苓 各半兩

枳殼 乙分,麩炒微黃,去瓤

右件藥,搗羅為散,每服一錢,以水一小
盞,煎至五分,去滓,分為二服,日三四服,
逐下惡物為效。

3318

聖惠治小兒乳癖壯熱體瘦宜服朱砂圓
方、

朱砂半兩細研　　　　　　　　雄黃細研
水飛過　　　　　　　　　　　錢半

寒水石　　龍腦研各細　　臘粉
研

檳榔乙錢末令

右件藥都研令勻錬蜜和圓如菉豆大
三二歲兒以生薑湯下三圓日再服量
兒大小以意加減、

聖惠治小兒乳癖手脚心熱面色青黃不
下乳食日漸羸瘦人參圓方、

人參去蘆　生薑炒切乾　桂心

赤茯苓　白术　枳殼麩炒微黃去瓤

木香　當歸剉微炒　檳榔

京三稜微煨　鱉甲塗醋炙令黃去裙襴

川大黃剉碎微炒　各半兩

右件藥擣羅為末，煉蜜和圓如黍米大，

每一歲兒以粥飲化下三圓，日三服省，

兒大小以意加減。

聖惠治小兒乳癖嘔吐腹脹寒熱，枳殼圓

3320

枳殼 麸炒微黃去瓤　木香　赤茯苓 各半兩

人參 去蘆頭　柴胡 去苗各 三分　桂心 乙分

川大黃 乙兩剉碎微炒

右件藥搗羅為末，鍊蜜和圓如菉豆大，

每服以溫水化破三圓服之，日三服，量

兒大小加減服之。

聖惠治小兒乳癖，面色黃悴，食乳微細，日

漸羸瘦鱉甲圓方、

鱉甲 塗醋炙令黃去裙襴　人參 去蘆頭　赤茯苓

京三稜 剉微煨

檳榔 兩 各半

3321

白术　枳殻麸炒微黃去瓤　木香

當歸剉微炒　桂心各乙分

川大黃微炒乙兩剉碎

右件藥擣羅為末，煉蜜和圓如菉豆大，

每服以粥飲研下三圓，日再服，以利為

度，更量兒大小以意加減。

聖惠治小兒乳癖脇下堅硬大便難小便

赤大黃圓方。

川大黃微炒剉碎　訶梨勒皮湯浸去各半兩

烏梅肉炒微　陳橘皮白瓤焙

木香 各乙分　郁李仁 汤浸去皮微炒

川朴消 各三　桔梗 盧頭乙分去

右件藥擣羅為末煉蜜和圓如菉豆大

一歲兒每服以粥飲研下五圓晚後再

服更量兒大小以意加減

聖惠治小兒乳癖結塊久不消化諸藥無

效宜服化癖圓方

巴豆霜半兩　臕粉兩　朱砂乙錢各乙細研各

黄鷹糞兩乙　硇砂　雄雀糞字乙

右件藥都研如粉用糯米飲和圓如黍

米粒大一歲兒每服空心煎皂莢仁湯

下二圓取下惡物為度

聖惠治小兒乳癖不消心腹脹滿木香圓

方

木香

人參去蘆　　京三稜微煨　檳榔

赤茯苓分各乙　青橘皮湯浸去白瓤焙

草荳蔻半兩　牽牛子炒微

郁李仁乙兩去皮微炒

右件藥擣羅為末以醋煮麵糊為圓如

3324

麻子大每服以粥飲下三圓量兒大小

加減服之

聖惠治小兒乳癖脇下結塊不消臟粉圓

方

臟粉錢乙　雄雀糞乙分微炒

右件藥都研令勻以棗瓤和圓如栗米

大每服以新汲水下一圓取下黏滯惡

物為效量兒虛實大小以意加減

譚氏殊聖治㿗癖

呵子五箇磨去兩火　蜜陀僧錢三　硫黃

轻粉　　　　　白丁香　　　黑丁香

粉霜　　　　　鹏砂錢各乙

右件八味為末，每服半錢，男兒患用女

兒妳汁化服，女兒患用男兒乳汁化下。

譚氏殊聖治月裏孩兒妳癖方

紫河車　　　人參

右各等分為末，用好醋調，柏成餅子，如

大錢子大，如左畔有妳癖者藥貼左畔，

腳心用緋帛子札乾後見效，左右一般

使藥。

3326

譚氏殊聖治小兒妳癖方

白丁香　黑丁香各十　石鷟子

舶上硫黃　寒水石二箇　蜜陀贈各三錢

臟粉二兩

右件為末，每服一錢，用第二遍米泔水調下腹即取下，病來如未更一服。

譚氏殊聖又方

蜜陀僧　呵子　丁香

荳蔻　木香各等分

右研羅為細末，入臟粉少許，再研，每服

一錢半米飲下，如不動來日再服，立效。

譚氏殊聖灸方、

黑丁香一筒二十　舶上硫黃　蜜陀僧 各半兩

白丁香 筒五

右生用為細末，如一歲者只一字，臨臥

服如三兩歲者，便服半錢用妳汁下，如

男兒用左妳汁下，女兒用右妳汁下，

養生必用治小兒妳癖羸瘦危困，脇下硬

有形即是、

青礞石二兩 末半　朿粉 錢半　寒食麵 半乙錢

3328

右研令匀，以乳汁和，分為十二餅子，熨
斗上以慢火焙乾，一餅子分為四叚，隨
飲食化服四分之一，隔日一次服，八服
取效未喫得飲食化如糊，抵在兒口內。

張渙 三稜散　治小兒乳癖結實不差方

京三稜 炮剉　赤茯苓　當歸 洗焙

鱉甲 塗醋炙令黄玄 各乙兩　白术

枳殼 去瓤麩炒　木香 各兩半

右件擣羅為細散，每服一錢，水一盞，入
生姜七片，煎五分，去滓放溫，時時与服。

3329

嬰童寶鑑、治小兒㿗癖轉銀圓方、

水銀　結成　白丁香　末　膩粉　各乙

鷹條　鐵乙　末各乙　巴豆　二十乙箇去心　膜研略去油

續隨子　箇去　四十九　歲

右件同研匀枣肉為圓如菜豆大乙一歲

一圓溫水下、

玉訣惺惺圓治小兒虛積及實積乳癖方、

陽起石　分乙　黃鷹條　鐵乙　秤式　白丁香　少許

朱砂　錢各乙　輕粉　半乙　麝　末少又

硇砂　醋化乙字　石鷹子　蝦七次　五箇醋淬

黄連七錢 續隨子散乙百筒去殼去油

右浸蒸餅圓黍米大，每服三十圓大小

兒加減，炮皂子并葱煎湯，瞳臨吞下

王訣銀白散生胃氣取下後宜服此方

人參　　　茯苓　　　甘草炙

白术炒麥麵　白藊豆去皮　藿香葉

右各等分，末一錢紫蘇湯調下

□氏家傳治小兒妳妳脾方

右用芫花一兩，醋浸三日净洗　大黃半兩，為末

入蒜一介研同藥末研爛勻，男左女右，

用藥塗在乳母手心、熨撥癬上、時間患

人口中如聞得藥氣、即時取了、立效。

董氏家傳治小兒㚷癬胖極效方

紫河車一兩　寒食麵三兩

右同為細末、每服二匙許、水調塗足心、

病在左塗在右、病在右塗右、於紅帛上、

縛之良久、其病大便中下去、救人甚多

矣、大便盡洗去。

莊氏家傳治小兒㚷癥瘦盡青皮圓方

右用青皮、不計多少、去白乾用為細末、

3332

豬膽圓如菉豆大，每服五圓七圓，

湯下，日進三服。

孔氏家傳治小兒㿉疝方

右用蜜陀僧不拘多少，研極細，以大蒜

自然汁調稀稠得所，塗於有㿉疝處擦

其大小周遍，又不可塗之太過，須更候

兒口中有蒜氣息即是藥透子細，以手

操之覺㿉似消及五六分，即便用溫

漿水洗去，切須則度，不可令消盡，恐藥

毒損也，氣如未消藥先乾，即別使溫水

潤之

王氏手集治小兒妳癖方

白芷子　芸薹子分　及等

右二味為末、水調攤紙上、貼妳癖、又用

醋麵餅子蓋之、主效、少頃急去、如不急

去即成瘡、

趙氏家傳治小兒妳癖發寒熟、肌瘦可思

飲食漸漸黃瘦、欲成痹氣、如聖圓方

大丁香二十箇　蜜陀僧半兩　粉霜半乙字

舶上硫黃半二錢　硇砂錢乙

3334

白丁香四十箇全省

右為末，每服半錢，冷麺湯調下，日一服，

正午時見效，三歲已上，每服半錢，三歲

已下，每服一字、

吉氏家傳治妳癖積熱發瘴水銀圓方、

水銀結砂子乙錢　硇砂　白小香各半

輕粉　腦子許各少　香墨

驚條　巴豆乾醋煎令　青黛過羅

黃明膠用蚌粉炒黃色　百草霜錢各乙

右末，滴水圓如菉豆大，用薄荷湯下三

3335

五圓看大小加減妙

長沙醫者鄭愈傳治小兒嬭癖方

右用紫河車、不以多少為末、每用一錢

冷水調貼癖痛硬處

莊氏集俞穴灸法、乳癖用蘿線兩條、各量

兩乳頭中間闊狹、於兩乳頭上垂下照令

端直方停對兩乳於左右肋上各灸七壯、

炷如麥粒大、

　　　　痃氣第五

3336

過度、与藏氣相搏、結聚之所成也、其狀臍
脇兩傍上下有物弦直大者如臂小者如
指弦起急痛故名痃氣也

茅先生論小兒下生五箇月、日上至七歲、似
有結癖在腹成塊如梅核大來去、或以卵
大、常叫疼痛不住者亦分數額在左脇下
痛者為痃氣下達茂散方見本夾建脾門中
散、方見胃氣与服即愈、如見面黑眼視、瀉
黑血、鼻口冷、手足冷、不進食死、

聖惠治小兒痃氣急痛京三稜散方

3337

京三稜 剉微煨 枳殼 麸炒微去瓢 大腹子 微

鱉甲 塗醋炙令黄去裙襴 神麵 炒令微黄 黑三稜 剉半兩

訶梨勒皮 蓬莪茂 麥蘖 炒微黄

青橘皮 湯浸去白瓤焙各乙分

厚朴 去麤皮塗生姜汁炙令香熟

右件藥擣細羅為散每服以粥飲調下

半錢日三服更量兒大小加減服之

聖惠治小兒痃氣發即緊痛不欲食大黄

散方

川大黄 剉碎微炒 鱉甲 塗醋炙令黄去裙襴 各乙兩

麝香研細　木香各乙　京三稜剉微煨

檳榔　甘草炙微赤剉各半兩　京三稜剉微煨

右件藥搗細羅為散。都研令勻。每服以

粥飲調下半錢。日三四服。更量兒大小

以意加減。

聖惠治小兒癖氣。兩脇下緊痛羸瘦鼈甲

圓方。

鼈甲塗醋炙令黃去裙襴　京三稜剉微煨　枳殼麩炒微黃去瓤

川大黃剉碎微炒各乙兩　人參去蘆頭

乾薑炮裂剉　白朮

柴胡去苗　當歸刬微炒　赤芍藥

陳橘皮湯浸去白瓤焙

厚朴去麁皮塗生姜汁炙香熟各半兩

右件藥擣羅為末，鍊蜜和圓如菉豆大

每服以生薑湯下七圓，日三服，更量兒

大小加減服之。

圓方。

聖惠治小兒痃氣不能下食，肌體瘦，防葵

防葵　當歸頭去蘆　桂心

訶梨勒皮　陳橘皮白湯浸去瓤焙

3340

川大黄剉碎微炒　鳖甲涂醋炙令

桔梗去芦头半两　杏仁汤浸去皮尖双仁麸炒微黄

附子炮裂去皮脐　吴茱萸汤浸七遍焙乾炒各乙分

右件药捣罗为末，炼蜜和圆如麻子大

每服以粥饮下五圆，晚后再服，更量儿

大小以意加减。

服此方。

圣惠治小儿疳气食不消化，四肢瘦弱宜

鳖甲涂醋炙令黄去裙襕剉微煨剉

京三棱各半两微煨剉

川大黄剉碎微炒

枳壳麸炒微黄去瓤

3341

芎藭

赤芍藥　　　　　桔梗去芦頭　　赤茯苓

　　　　　　　　乾薑劉炮裂　　桂心各乙分

右件藥擣羅為末，錬蜜和圓如麻子大，

每服以粥飲下五圓，日三服，更量兒大

小，加減服之。

聖惠又方，

京三稜乙兩煨劉微

䘌甲今黃去裙襴三分塗醋炙

川大黃炒劉碎微二兩

右件藥擣麁羅為散，每服一錢，以水一

小盞煎至五分、去滓、分溫二服、晚後再

服、更量兒大小、以意加減、

聖惠又方、

鱉甲 乙枚塗醋炙 令黃去祗欄

右擣細羅為末、每服一錢、以童子小便

一小盞、煎至五分、量兒大小、分減服之、

日三服神效、

茅先生小兒疳氣一切氣疾、蓬莪茂散、

蓬莪茂　　　青橘皮 去白　　益智 兩 各半

木香 分乙　　　糯米 兩乙

3343

右為末、每服一大錢、用陳米飲調下、日
進四服、

痞結第六

劉氏病源　小兒痞結候、痞者塞也、小兒脅
膈熱實、腹內有留飲、致令榮衛痞塞、腑藏
之氣不得宣通、其病腹內氣結脹滿、或時
壯熱是也、

嬰童寶鑑　小兒痞結歌、

脅中熱兼實、　　榮衛不通徹、
藏腑豈能和、　　經中號痞結、

氣滿腹肚脹

何必問神祇

時時變寒熱

此是分明訣

葛氏时後若患腹中痞結常壯熱者方

大黄 灸使 煙出

龜甲 灸令 黄

茯苓 各三 分

右搗為末蜜圓服如大豆一枚日三者

大小增減

千金鳖甲圓治少小腹中結堅㽲下有疹

于大煩熱方

鳖甲 醋灸 香熟

茯苓

芍藥

柴胡

大黄 各三 十銖 炮各二

乾薑 十四銖

3345

桂心 六銖　　　　䗪蟲　　蠐螬十枚 各二

右件末之、蜜和服如梧子大七圓漸漸

加之、以知為度、

鱉頭圓方、治小兒痞氣、脇下腹中有積聚堅痛

鱉頭圓方

鱉頭一枚　　　䗪蟲　　桃仁

䗪蟲各十　　甘皮半兩

右五味末之、蜜圓、服如小豆大二圓、日

三、大便不利、加大黄十八銖、以知為度、

聖惠方同但用大黄無其皮、

千金治小兒心下痞，淡癖結聚，腹大脹滿，身體壯熱，不欲哺乳，芫花圓方。

芫花　　　黄芩　各乙兩

大黃　二兩　孺用拈銖

雄黃　二兩半　孺用十銖

右四味末之，蜜和，更擣一千杵，三歲兒至一歲已下服，如粟米大一圓，欲服圓內兒喉中，令母與乳，若長服消病者，當以意消息，與之服，與乳哺相避。

陳藏器治小兒痞滿方。

右用三白草，捣绞汁服、令人吐逆、除胃
膈热疾。亦主瘕及小儿痞满、按此草初
生无白、入夏叶端半白如粉，农人候之
莳田、三叶草白便秀、故谓之三白。

陈藏器又方、

右用辟藤叶捣、傅小儿腹除痞满闪癖。

圣惠治小儿腹内痞结壮热羸瘦多啼，豆

服前胡散方、

　前胡　　　　去芦　　　川大黄　剉碎微炒
　　　　　　　　　　　　各三分
　枳壳　黄去瓤　赤茯苓
　　　微炒微　　　　　　犀角屑

郁李仁_{汤浸去皮微炒}

鳖甲_{涂醋炙令黄去裙襴各半兩}

右件藥擣羅為散每服一錢以水一小盞煎至五分去滓看兒大小分減溫服微利為度

聖惠治小兒腹內痞結身體壯熱中焦壅悶腸胃不利紫胡散方

柴胡_{去苗} 赤茯苓 芎藭

鳖甲_{塗醋炙令黄去裙襴} 枳殼_{麩炒微黄去瓤}

赤芍藥 桃仁_{汤浸去皮尖雙仁麩炒微黄}

槟榔各半　甘草乙分炙微赤剉

右件药捣罗为散，每服一钱，以水一小盏，煎至五分，去滓温服，日三服。更量儿大小加减服之。

圣惠治小儿腹内癖结，壮热增寒，大小便不利大腹皮散方。

大腹皮剉　陈橘皮汤浸去白瓤焙

桔梗去芦头　鳖甲涂醋炙令黄去裙襕各三分

人参去芦头　赤芍药乙分炙　川大黄剉碎微炒

木通半两各　甘草微赤剉乙分炙

3350

右件药捣罗为散，每服一钱，以水一
小盏，煎至五分，去滓，看儿大小分减温
服之。

圣惠治小儿腹内症结壮热不能乳食，心
胃烦壅宜哯槟榔散方

槟榔　　　　　　川大黄剉碎微炒

枳壳麸炒微　人参去芦头　柴胡去苗

知母　　　赤芍药　　地骨皮

甘草炙微赤剉各乙分

右件药捣罗为散，每服一钱，以水一

3351

小盏煎至五分去滓放温量兒大小分

减服之

聖惠治小兒腹内痞結雖服湯得利而滯

實不去心下堅满按之輒啼内有伏熱諸

候集成此疾宜服破痞除熱 术遂散方

黄芩　　　川大黄剉碎微炒

术遂令微黄　青橘皮湯浸去白麩焙微黄

右件藥捣羅為散每服一錢以水一

小盏煎至五分去滓量兒大小分减温

服以利即止

聖惠治小兒腹內癖結多驚牛黃圓方

牛黃　　　　　麝香研各細

川椒去目及閉口者微炒本汁各乙分　　井遂微煨令

蜈蚣炙令焦　　　　巴豆霜分半

川芒硝　　眞珠末　　蛆蟬微炙各七枚

　　　　　　雄黃半兩細研各

右件藥搗羅為末都研令勻用鍊成蜜和圓如麻子大每服以粥飲下二圓以利為度如未利再服者兒大小以意加減

聖惠治小兒腹內癖結坊問消石圓方

消石

黄芩 各半兩

茯神

木香

巴豆 十枚去皮心紙裹壓去油

右件藥擣羅為末都研令勻鍊蜜和圓

如菉豆大每服一歲兒一圓二歲二圓

三歲三圓四五歲兒可服五圓以

空心以粥飲下以得快利為度若未利

明旦再服之更量兒虛實以意加減

柴胡 苗去

細辛 苗洗去土

赤芍藥

甜葶藶 隔紙炒令色各乙分柴

川大黄 剉碎微炒

當歸 剉微

甘遂 煨令微黄

聖惠治小兒腹内痞結乳食不消心腹刺

痛牛遂圓方、

牛遂煨令微黃

赤芍藥微黃　　真珠乙分末各黃芩

巴豆霜兩各半　　杏仁仁麩炒微黃湯浸去皮尖雙

右件藥搗羅為末入杏仁巴豆霜同研
令勻錬蜜和圓如麻子大二三歲兒空
腹以溫水下二圓以利為效未利再服
更隨兒大小以意加減、

太醫局進食圓治乳食不消心腹脹滿壯

熱喘麗，嘔吐疼逆，腸鳴泄瀉，水穀全出，或

下利赤白，腹痛後重及食癖癥乳癖痃氣痞

結並皆治之，

代赭 研醋碎　當歸 去蘆頭判微炒　朱砂 水飛細研

枳殼 麩炒微　木香 各半兩　麝香 乙分細研

巴豆霜 半分

右件藥搗羅為末，入研藥勻，麵糊為圓

如麻子大，每一歲兒服一圓，溫米飲下，

更量虛實加減服之，食後。

嬰孺鱉甲乇圓治少小襄急脇下支堅方

鳖頭足 乙具，酒一升浸一宿，炙乾。

蝱蟲頭足羽 二合，去炸蝉

蟿螬 四十箇炙

蟅娘 十箇炙

乾姜 人參 各三

雲母 鍊

芳 各二兩

桂心 兩

牛黃 乙分

右為末，煉蜜為圓，如小豆大，一圓，日再。

嬰儒治小兒八瘕，曾青圓一，當心下堅痛，

大如小杯，名蒸瘕，曾青圓主之，二，如杯起於

脇下捺心，名蛇瘕，龍骨主之，三，夾臍如手

名魚瘕，龜甲主之，四，繞臍痕雷鳴名寒瘕，

乾姜主之，五，當心如杯不可搖動，名蟲瘕，

牡丹主之、六心下如盤、名氣瘕、鱉甲主之、
七生於寒熱腰背痛、狀如癥、名血瘕、蟅蟲
主之、八膿出腹中痛、名風瘕蜚蠊主之、

曾青

紫石英

大黄

龜甲 鱉甲亦云

細辛 六分

牡丹皮 去心

龍骨 分 各五

真珠

附子 炮四分

乾薑

桂心 分 各二

蜀漆 分 各七

蟅蟲

蜚蠊 分 各三

右十四味為末、視上所說、依病所主皆
倍藥分、和以蜜、未食服桐子大四圓、此

是五六歲兒所服，若小兒以意量之，日
三服，圓子大小量兒与之服之當微煩，
勿怪，腹中諸病皆出神效，忌豬魚菜物，
攄上八說，疑別有鱉甲並用也，

嬰孺治小兒先得寒熱腹堅牢強疰不能
飲食不生肌肉，時苦壯熱，雞骨圓方

芎　　　　　當歸　　　　　紫苑

大黄蒸三升　茯苓各三　　　杏仁炒去皮

桂心各四　　杜衡　　　　　白芷

石膏各二　　半夏洗乙分

3359

黃雌雞乙隻破腹勿令中水去肉取兩脅翼及脛骨乾之灸令黃色

右為末蜜為圓如小豆大每服二圓日

進三服稍稍加之神效

嬰孺治小兒患腹中癖結常壯熱方

大黃 出 灸煙　鱉甲灸黃　茯苓等分

右為末蜜圓大豆大飲下日三小兒加

減之

嬰孺治小兒脇下有癖手足煩熱五苓圓

方

人參　苦參　丹參

沙参　元参　防风 各乙两

乾姜　附子 各半两炮　蘆虫 五箇炙

大黄 四两升米下蒸三　蜀椒 乙合去汁

巴豆 二十箇去火心炒　葶藶 炒乙

右为末，别研巴豆入匀杵萬下蜜圆如

小豆大，一歳兒一圓，日再稍加圓数

嬰孩治小兒脇下積氣羸瘦骨立圓便不

節，犬鱉頭足圓方、

鱉頭足 乙具酒浸乙霜炙令黄、　乾漆 炒二分

紫芝　芎藥　人参

3361

菝葜根各三　甘草四分

右為末、蜜和、圓如胡豆大、一圓日進三

股鼈截之、去領下股足取腕前、

嬰孺治小兒癖氣脇下脹滿腹中積聚堅

痛鼈頭圓方

鼈頭乙枚　　　虫蟲

桃仁炒各三分　蝱蟲

右為末、蜜圓小豆大、二圓日進三服、以

知為度、如不利、加大黃三分、

嬰孺治小兒服湯已得大利、溫壯已折、而

滞實不去心下堅痞滿不可按輒嚏力有

伏熱諸候集成此疾宣破痞除熱甘遂湯

方

甘遂　　　　甘草炙各　　黄芩
　　　　　　　二分

大黄各四
　分

右以水二升破雞子二箇和取白投水

中撹令沫上吹去之内藥煑九合為二

服

古氏家傳取小兒痞方

白丁香　　　　紫丁香各四十
　　　　　　　　　九粒

船上硫黄　　蜜陀僧各乙塊皂

五倍子乙箇　黄鷹條乙錢麝許
素大　　　　末炒少

右末如小兒瘦者，栗米飲下半錢肥者

大米飲下，幷第七稚下兩邊灸之須齊

下夾痺蟲自出，如麸片相似效。

宿食不消第七

鞠氏病源小兒宿食不消候，小兒宿食不

消者，脾胃冷故也，小兒乳哺飲食取冷過

度冷氣積於脾胃脾胃積冷胃為水穀之

海脾氣磨而消之胃氣和調則乳哺消化，

若傷於冷則宿食不消詠其三部脉沉者

乳不消也、

聖惠夫小兒宿食不消者胃為水榖之海

与脾為表裏脾氣磨而消之其二氣調和

則乳消哺化若傷於冷則宿食不消也、

漢東王先生家寶小兒宿食不消身體發

熱或發吐瀉宜用水精丹利之方見夾食

却下補藥調理如身上熱不退瀉不止仍傷寒門中

發渴心躁宜進玉珎散二三服如更不退

湏進銀延散一二服却將調胃氣藥相間

服若又㵼清水宜用白龍圓一二服、亦三方見本門

錢乙論食不消脾胃冷故不能消化當補脾益黃散主之方見門中

千金治小兒宿食不消腹痛驚啼牛黃圓

方

牛黃三銖　附子炮裂去皮臍一枚

真珠研　巴豆去皮膜

杏仁湯浸去皮尖冬乙两

右五味擣附子真珠為末下篩別擣巴

豆杏仁,令如泥,内药及牛黄,擣一千二
百杵,药成,若乾,入少蜜芝之,百日兒服
如粟米一圓,三歳兒服如麻子一圓五
六歳兒服如胡豆一圓,日二,先乳哺了
服之,膈上下悉當微轉,藥圓全足者病
愈,散出者更服,以藥圓全出為度。

千金崔文行平胃圓治丈夫小兒,食實不
消,胃氣不調或温壯熱結,大小便不利者,
有病冷者,服露宿圓 金方在千
此圓調胃方 金方中 熱藥後當進

大黃二兩　小草　　甘草炙

芍藥　　　芎藭　　葶藶各乙兩

杏仁尖五十枚

右七味末之，蜜圓飲服如梧子五圓，日

三一歲兒二圓漸加之，千金翼有菖蒲

當歸乾姜茯苓麥門冬細辛，無杏仁為

十二味。

外臺小品療小兒宿食不消發熱，九味當

歸湯方、

當歸　　　甘草炙　　芍藥

人参　桂心　黄芩

乾薑　各乙　大棗五枚　大黄二分

右藥切，以水一升半，煎取六合，去滓，分

服，增減量之。

聖惠治小兒宿食不化，少欲飲食，四肢消

瘦，腹脇多脹，訶梨散方。

訶梨勒皮分三　人参去蘆頭　白术

麥蘗炒令微黄　陳橘皮湯浸去白瓤焙

檳榔各半兩　甘草微赤剉乙分

右件藥搗麗羅為散，每服一錢，以水一

小盞煎至五分、去滓、量兒大小、分減溫

服、日四五服、

聖惠治小兒宿食不消心腹脹悶陳橘皮

散方

陳橘皮湯浸去瓤焙

人參去蘆頭　檳榔各乙　白茯苓

甘草各半兩炙微赤剉

高良薑剉

右件藥搗羅為散、每服一錢、以水一

小盞入生薑少許棗一枚煎至五分、去

滓不計時候量兒大小、分減溫服、

聖惠治小兒宿食不消，壯熱服脹，代赭圓

方

代赭研細　　　當歸剉微　　朱砂飛過細研水

枳殼黃去瓤麸炒微　木香兩各半　麝香乙分細研

右件藥擣羅為末，入研了藥更研令勻，

鍊蜜和圓如麻子大，每服以粥飲下二

圓，更隨兒大小，以意加減，

聖惠治小兒宿食不化，發熱，有時檳榔圓

方

檳榔　　　　牽牛子炒微

川大黄剉碎微炒各半两　　　　　乾薑炮裂剉

枳殻麸炒微黄剉　甘草炙微赤剉各乙分

右件藥搗羅為末煉蜜和圓如菜豆大

每日空心以溫水下五圓晚後再服更

看兒大小臨時增減服之

聖惠治小兒宿食不消多吐疼涎人參圓

方、

人參去芦頭　　丁香　　乾薑炮裂剉

白术　　陳橘皮湯浸去白瓤焙各乙分

半夏半两湯浸七遍去滑

右件藥擣羅為末，鍊蜜和圓，如麻子大，

每服以溫水下五圓，日三服，量兒大小，

以意加減。

聖惠治小兒宿食不消、腹心虛脹，丁香圓

方：

丁香　　　　木香

雄黃研細　　青橘皮湯浸去白瓤焙各一分　乳香細研

肉荳蔻一枚去　　檳榔顆各二　巴豆霜半分

硫黃細研半錢　　朱砂細研水飛遍半兩

右件藥擣羅為末，入研了藥，都研令勻，

圓方

聖惠治小兒宿食不消心腹脹悶五靈脂
圓量兒大小加減服之
錬窠和圓如黍米大每服以粥飲下三

五靈脂　　代赭各兩乙　巴豆霜乙分
右件藥搗羅為末入巴豆霜同研令勻
用麵糊和圓如栗米大每一歲以溫水
下一圓加至三圓即不添也

聖惠治小兒宿食不消肉荳蔻散方
肉荳蔻乙枚太敉　川大黃一分剉微炒

3374

右件藥擣麁羅為散，每服一錢，以水一

小盞，煎至五分，去滓，溫服，日三服，更隨

兒大小以意加減。

太醫弓青木香圓，大人小兒寬中利膈，行

滯氣，消飲食，治脾膈噎塞，腹脅脹痛，心下

堅痞，腸中水聲，嘔噦，逆不思飲食方。

木香 二十　補骨脂 炒香別　蓽澄茄 各四兩十兩

黑牽牛 擣取末一百二十兩炒二百四十兩

檳榔 灰火中煨令焦紙裹濕紙包四十兩酸粟米裹

右為細末，入牽牛末，令勻，漸入清水，和

今得所圓如菉豆大，每服二十圓，茶湯
熱水任下，食後服，每酒食後，可服五圓，
七圓，小儿一歲服一圓，懷姙婦人，不得
服之，

譚氏殊聖方

　肚熱時時又作寒，都緣食作不多安，早
　求洗師為良藥，免得兒心似火煎，白术
　桔梗橘皮散，蜜調和合去頑涎，水銀磨
　入生犀眠，一粒神丹病永痊。

福銀圓

白术　桔梗　陈橘皮分各乙

银箔三片　水银乙钱　同结成砂子

犀角钱末乙　研

巴豆二粒去皮　枣乙筒裹烧熟

右为末，蜜圆小豆大，捻令褊，薄荷水研下一圆。

嬰孺治少小䐜大短气有进退食不安，穀嵩不之化方。

黄芩　大黄　甘草炙

麦门冬心去　芒硝各二　石膏乙两

桂心八铢

3377

右切、以水三升、煎取一升、分為三服、一

盞巳上為五服、

嬰孺治少小癖實壯熱、食不消化、中惡忤

氣、牛黃鱉甲圓方、

鱉甲　　　　　麥麴炒　　　麥門冬去心

柴胡去蘆頭　　大黃　　　　乾薑

芎藭兩一　　　牛黃分二　　厚朴炙

茯苓　　　　　桂心各半兩　芍藥分五

右為末、蜜圓小豆大、一服二圓、日進三

服、

婴孺治少小儿食不消腹满不利雞子湯
方。

雞子去白五箇

亂髮梳去惡一雞子大

右取雞子汁淋髮上，及熱數按之，令汁
出取服，量兒大小与之，無毒得下妙。

漢東王先生家寶治嬰孩小兒乳食不消，
頯腥舌腥驚躁渴瀉驚熱驚痹玉琢散方。

滑石白者水淘澄去砂石却連盞在火上煆冬

石膏半兩煆 甘草炙

蚌粉煆通紅刮下用水飛過細研釋

白附子 白殭蠶已上者去絲炒各乙分

右為末，入腦少許，每服嬰孩一字，

二三歲半錢，五七歲一錢，麥門冬熟水

調下，如渴瀉烏梅湯調下，驚痺燈心湯

調下，小兒氣怯者腦麝須極少許。

心躁銀涎散方，

右用粉霜，不拘多少，入乳鉢研令極細，

每服嬰孩一字，四五歲以下半錢，煎蓮

花湯下，冬月以蓮肉煎湯下。

漢東王先生家寶治嬰孩乳食不消，發渴。

漢東王先生家寶治嬰孩乳食不消，瀉不

3380

止白龍圓方

白龍骨　白石脂各乙分

右為末，滫水圓如·大，每服三圓，紫蘇木瓜湯吞下，一日三服。量兒大小加減。

劉氏家傳小兒心腹脹滿，癖氣傷食，嘔肚

馮痢不轉方

青州棗　簡　巴豆乙粒去心

右巴豆安棗內，慢火灸令焦黑，乳鉢細研入麝少許，用少飯圓如麻子大，一歲一圓。如傷食用嫩米飲下，如馮用令熱

3381

水下忌生冷油膩熱物。

張氏家傳麝香安中圓治小兒飲食不化

寬中止吐方。

末松葉 去上 二兩　益智 乙　　丁香皮 半

香附子 各三 兩　茂 兩　　南木香 兩

麝香 錢 乙

右七味、除麝別研、外餘藥同為細末、白

麵糊為圓更用生蜜熟油少許、一處和

劑量大小圓如黍米大每旅二十圓至

三十圓薑湯下不許時候。

3382

張氏家傳邢和璞真人，常服安神道氣消

酒，食益腠胃，老人小兒皆可服，昭陵每

食後嚼數片，身體安健，嘗賜呂申公劉斯

三、石延年，草名。裕陵亦賜韓魏公、

青皮（乙斤，湯浸三日，日三換，候苦味去盡，然後去瓤，切作餅而大方寸子，六兩剉）甘草（秤炙）

新舶上茴香（四兩）上等白鹽花（五兩，再淋煎，用要雪白）

右用醇水一斗，圓藥入金鍋內熬（亦得銀鍋得）

不住手攪勻令着疵，置密器中收不得

走氣，候水盡取出，慢火炒令乾，不得有

3383

進氣選謹慎者一人專主之、去甘草茴
香不用以水野青皮、如傷生冷及果實
蔬菜之類即嚼数片、隨即無恙、常服一
两片極佳、以其龙宜龙人、邢和璞所以
名萬年草斯立、又以延年草目之也、

莊氏家傳小兒常服消乳食方、

白芷半两　槟榔一筒　青橘去白乙分

巴豆四粒炮去皮出油

右件為末、同研麵糊為圓如粟米大、温

水下三圓至五圓、常服、

莊氏家傳治小兒驚熱、化聚滯、妳食墜涎、
利大腸，宜服真珠圓方

真珠 水飛細研　天竺黃 為末細　朱砂 研，水飛，各乙分　麝香 研，半兩

丁頭代赭　雄黃 水飛各研

杏仁 三十粒，湯浸去皮，雙仁者麩炒令微黃

巴豆 十筒去皮，令褐色，杏仁同研

右件藥都擣細為末，研令勻，鍊蜜為圓、
如菉豆大，每服以生薑湯吞一圓，三歲
以上，加減服之。

莊氏家傳治小兒驚風，妳食不化，或外風

傷冷毒瀉血、一切諸疾悉皆治之.金箔九

方。

金箔 四十箔　朱砂 水飛　水銀

牛黄　青黛 研各　白礜石 炒

蟬殼 洗去土　麻黄 去節　白附子 炮

天麻 酒浸　射香 別研　犀角 末一錢

乾蝎　天南星 炮各一分　臟粉 研

右件修事了，入乳鉢內，研令勻細，用生

蜜和為錠子，以油單子襄，每服二丸，梧

桐子大。薄荷汁化下，傷寒用生姜薄荷

3386

荡化下,小儿诸疾,无不神效

蒋氏家传治小儿惊痫、化涎消食,胡黄连

九方

胡黄连　　　牛黄　　　朱砂

射香少　　　芦荟四味　青黛
　　　　　　　　名研

钩藤灸　　　管仲　　　腊粉许少
　　　　　　　　名研

鹤虱　　　　雷丸　　　天竺黄等分
　　　　　　　　　　　　研各

右件一十二味捣罗为末,麵糊为丸,如

粟米大,每服三丸至二九,如有惊食,只

取下食,如无不动,

3387

王氏手集、進食丸、安和脾胃、消化積滯、止

嘔吮、吐利、除心腹脹滿、利胸膈、散滿痞、常

服消水穀、進乳食方。

丁香錢一　肉荳蔻箇二　木香錢半

巴豆皮九箇去五靈脂錢二
用出

右為細末麵糊為丸、如菜荳大、每一歲

一二九、食後止姜湯下、日二服。

高氏家傳千金丸、治小兒食不消方。

木香　　　烏梅炒　　肉桂各一錢

砌砂錢半　　胡椒半分　　巴豆三十粒取霜

3388

右為細末，稀糊為丸，芥子大、每服十丸、

或十五丸、紫蘇湯下。

王氏家傳治小兒氣悶胃進食木香丸方

木香　　　人參　　　白茯苓

青皮　　　陳皮各去瓤

肉豆蔻已上各一分　　京三稜壹兩炮

右為末、麵糊丸、麻子大、每服十丸、姜湯

下。

王氏家傳治小兒妳食傷心，作壯熱、喘息

不調欸嗽多睡，洗心散方。

甘草生一錢　麥門冬洗淨一分半

兔角盆下盒良久出火毒後炙　半兩入沙糖塗酥炙方用

右爛杵不羅，每服二錢，水一盞，煎至八

分、作五服時時喫、

傷飽第八　飽時　食不知

巢氏病源小兒傷飽候，小兒食不可過飽、

飽則傷脾、脾傷不能磨消食也、令小兒四

肢沉重、身軆苦熱、面黄腹大、是也、久小兒

食不知飽候、小兒有嗜食、食已仍不知飽

足又不生肌肉、其亦腹大、其大便數而多

泄亦呼为毅治此肠胃不守欲也、

此数句恐有误

聖惠論犬小儿氣血不調腸胃虛嫩凡於

乳哺頃是合宜若乳食過多脾胃脹滿不

能消化故謂之傷飽也、

仙人水鑑、小儿喫食犬多傷脾即不食嘔

逆方、

半夏 生二分　黄葵子　防風

遠志　欵冬花　桂心

前胡　乾薑 各一兩

右並擣為散空心米飲下一錢服之立

敦乳、每不可服。

聖惠治小兒傷飽大過、脾氣稍壅、面色赤
黄、手足俱熱、心腹脹悶、檳榔散方。

檳榔

川大黄 剉碎微炒　各半兩　枳殼 麸炒微黄去瓤　人參 去蘆頭

赤茯苓

神麯 炒微　陳橘皮 湯浸去白瓤焙

甘草 炙微赤剉　麥蘖 炒微黄　各乙分

右件藥擣羅為散、每服一錢、以水一
小盞、入生薑少許、葱白二寸、煎至五分、
去滓溫服、日三四服、更量兒大小、以意

加减服之

圣惠治小儿伤饱，心腹滞闷不能乳哺宣
服前胡散方

前胡去芦頭　　　槟榔

枳殼麸炒微赤　赤茯苓

訶梨勒皮三分　木香

甘草各乙分炙微赤剉

右件藥搗羅為散，每服一錢，以水一
小盞，入生薑少許，煎至五分，去滓溫服，
日三四服，更量兒大小以意加減。

川大黄剉碎微炒

沉香兩各半

聖惠治小兒乳食過度，腹中脹滿，术香散方。

木香

牽牛子炒微

鱉甲塗醋炙令黄，去裙襴

川大黄剉碎微炒，各半兩

赤茯苓分乙

右件藥搗細羅為散，每服以溫漿水調下半錢，晚後再服，更看兒大小，以意增減服之。

聖惠治小兒傷飽，心腹妨悶，脅下或痛，宜服赤芍藥圓方。

赤芍藥　柴胡苗去　赤茯苓

訶梨勒皮　檳榔各半兩　川大黄煨剉

鱉甲塗醋炙令黄去裙襴各三分　桂心

木香各乙分

右件藥擣羅為末煉蜜和圓如菉豆大

每服以粥飲下五圓日三四服更量兒

大小以意加減

嬰孺治小兒傷飽羸瘦不生肌肉乳食不

化芍藥圓方

芍藥七分　柴胡四分　大黄三分

桂心〔乙分〕　茯苓　乾薑

鱉甲〔一分〕各

右為末，蜜為圓，一歲兒先哺乳，吞小豆

大三圓，日三服。

嬰孺治少小傷食，飽臥失衣，當風居溫

地，其為病腹大膨脝〔脾〕，時泄困其，如寒熱狀，

又如霍亂，動作時利，腹出膿血，大黃圓方。

大黃　　　苦參　　　人參

桔梗　　　杏仁〔去皮〕　芎〔各三分〕

半夏〔洗〕　黃芩〔分〕　芎藭〔炒四分〕

3396

右為末，蜜為圓小豆大，一圓日進三服。

千金附方治小兒食不知飢飽方
右用鼠屎二七枚燒為末，服之。

丁奚第九

巢氏病源小兒大腹丁奚候，小兒丁奚病者，由哺食過度，兩脾胃尚弱，不能磨消故也，哺食不消則水穀之精減損，無以榮其氣血，致肌肉消瘠，其病腹大頸小黃瘦是也，若久不差，則變成穀癥傷飽名哺露病，一名丁奚三種大體相似輕重立名也。

五關貫真珠囊小兒丁奚謂之鼓槌鶴膝

候凡小兒或因吐而瀉以不差或病退不

能行膝犬暢紅號曰丁奚七歲巳下號鼓

槌風十五巳下名鶴膝風蓋此並是風冷

傷於腎所致腎主骨故也

莊氏家傳疳肚丁奚辨證云小兒腹大如

有青筋見即曰疳肚也如與青筋乃名丁

奚是因過飽傷食而得之

嬰童寶鑑小兒丁奚歌

腹高頸細體瘦尪精彩全無只愛啼

3398

久病穀<ruby>癥<rt>癥</rt></ruby>脾胃裏、小児如此號丁奚

葛氏肘後若惡疳氣、犬腹瘦弱方

右件生雍根以猪脂煎稍、服_消之

葛氏又方、

右用熟灸鼠肉、若伏翼肉哺之、本草亦

治哺露、

葛氏肘後小児丁奚、腹癥癖、黄瘦髮脱等

病方、

代赭　研　　大黄　　朱砂研各四分

龜甲矢三分　芍藥　　青木香

3399

杏仁去皮熱　巴豆去心皮熱　知母各三分別研

右擣篩蜜圓，百日兒服如胡豆大，二百日兒服如小豆大，三百日兒服如大豆，四百日兒如梧桐子，每服微下為限，大效。

千金仙人玉壺圓治小兒羸瘦丁奚不能食，食不能化方。

雄黃　　　藜蘆　　　丹砂

礜石一方用巴豆全方止用各乙兩

八角附子萬全方却用三兩

右六味先擣巴豆三十杵，次用礜石之入

擣三千杵次内藥蘆三千杵次内附子

三千杵次内雄黄三千杵次内丹砂三

千杵内蜜又擣萬杵佳若不用丹砂者

内真朱四兩每内藥輒治五百杵内少

蜜恐藥飛楊治藥用王相吉日良時童

子齋戒為良天晴明日無雲霧白畫藥

成宏居中封之勿泄氣着清潔處小兒

百病驚癇痞塞及有熱百日半歲者以

一圓如黍粟小兒乳頭与服之一歲以

上如麻子一圓日三以飲服小兒大煖

及中熱惡毒食物不化結成積聚服一
圓小兒寒熱頭痛身熱及吐唎服一圓
如麻子大小兒羸瘦丁奚不能食食不
化漿水服二圓日三又苦酒和如梧子
傅肚上良

聖惠治小兒丁奚骨中微熱腹內不調食
○為肌膚或苦寒熱腹大雞骨圓方

雄雞骨 乙具灸　　　　赤芍藥 兩半

赤茯苓 半兩 用乙兩嬰孺　石膏 細研道水

川大黃 微炒　洗去苗土各半兩　紫菀 嬰孺各用五分

3402

陳橘皮 半兩湯浸去白
瓢嬰孺用三分　白礬 燒灰

細辛 洗去土　附子 炮裂去皮 䐃各半兩

黃芩　甜葶藶 隔紙炒令香 各三分

桂心 用二分 三分嬰孺

右件藥搗羅為末，煉蜜和圓如麻子大。

每服以粥飲下五圓，日三服，更量兒大

小以意加減，殊癥嬰孺方同，但分兩 仍云康氏方。

聖惠治小兒丁奚癥癖，黃瘦髮脫，代赭圓方

代赭 研細　川大黃 剉碎微炒

朱砂細研水飛過各半兩

鱉甲半兩塗醋炙令黃去裙 襧嬰孺用三錢二字 赤芍藥

巴豆霜用乙分 嬰孺隔

木香

知母

杏仁麩炒微煮各乙分 湯浸去皮尖雙仁

右件藥搗羅為末都研令勻煉蜜和圓

如麻子大每服以粥飲下二圓更量兒

大小加減服之日一兩服以溏利為度

嬰孺方同 專治瘢癖

聖惠治小兒丁奚雞食不生肌肉服大食

不消化，宜服赤芍藥圓方。

赤芍藥　川大黃判碎微炒　桂心

鱉甲塗醋炙令黃去裙襴各三分　柴胡半兩去苗各

赤茯苓

右件藥擣羅為末，煉蜜和圓如麻子大

每服煎蜜湯下五圓，日三服

聖惠治小兒丁奚肚大，青脈起不止脂肉

四肢乾瘦，頭大鬂黃麝香圓方

麝香研細　肉豆蔻去殼微炒　乾蟾塗醋炙令苦細研水

夜明砂　地龍各乙分微炒　朱砂飛過

五靈脂兩 各半 白礬灰乙 分

蜣蜋足灸令熟 三枚去翅

右件藥擣羅為末，都研令勻，鍊蜜和圓

如菉豆大，每日空心，以溫水下五圓晚

再服量兒大小以意加減

聖惠治小兒丁奚腹脹乾瘦毛髮焦黃宜

服二聖圓方

大蝦蟆一隻，端午日佳 臭黃一兩
　　　　　　　　　　　臭黃為末

右淨取卻蝦蟆肚腸然後滿腹著臭黃

末以紙裹上以泥封合乾，更泥如此可

三遍待泥乾即以大火中燒令煙盡慱

羅為末用粟米飲和圓如粟米大兒一

歲以粥飲下一圓服藥後以生熟水谷

兒拭乾以青衣覆之令睡良火有蟲出

即效

聖惠治小兒丁奚肚大四肢瘦弱野鼠圓

方

野鼠　乙枚去皮
　　　歲灸令焦

厚朴　去麗灸令香熟用之

甘草　各乙分灸微赤判

乾薑　炮裂
　　　判

桂心

右件藥搗羅為末，以棗肉和圓如菉豆
大，三歲兒每服用生薑湯下七圓，日三
喫，量兒大小以意加減。

聖惠治小兒丁奚腹脹頭大頸細手腳心
熱，唯喫冷水此是脈藏內痞大黃圓方

川大黃 乙分剉微炒　　　　蛇蛻皮 二條燒灰

蟬殼 玫乙　巴豆霜 字乙　　鉛霜 細研

乾蝦蟆 然乙枚令黃塗酥　　鉍霜 半錢

皮巾子 慶丞半錢子　有孔

右件藥搗羅為末，都研令勻，煉蜜和圓

如菉豆大，三歲兒，每服空心以漿水粥

飲下三圓，後以桃柳湯洗拭乾，以青衣

蓋良之，有蟲出為妙，量兒大小以意加

減服之。

嬰孺治小兒羸瘦不生肌，食飲不多，腹大

面咽瘦黃不長，主百病鱉甲圓方。

鱉甲 炙

人參　　　前胡　　　茯苓

乾地黃　　芍藥　　　乾薑分各二

黃芩半乙分　　盧蟲灸十枚

桂心分各三　大黃五分

右為末，蜜圓小豆大，三圓，日進三服，量

與之佳。

嬰孺為藥圓，治小兒百病，有寒熱、大腹、食

不消化、不生肌肉、痿痺方

芍藥分　茯苓三分　大黃分各五

柴胡分四　鱉甲炙三分　桂心二分

人參方乙分一二分

右為末，蜜圓，三歲以下服三小豆大，不

知加之，七八歲三桐子大，不太加之，苦

腹堅大者，加鱉甲一分，渴者加栝蔞二

分病甚者服二十敘日,已試大良一方

有杏仁二兩、人參三分

嬰孺治新生少小兒客忤所中驚癎發熱

哺乳不消、中風反掣,口吐舌卒瘁逢忤、面

青目上搖腹滿丁奚羸瘦,頸交,三歲不能

行麝香紫雙圓方

麝香　　　黃連　　　丹砂

烏賊魚骨　桂心兩各乙　雄黃

附子炮去皮臍半兩　牛黃兩各二

特生礜石燒半兩

3411

赤旦蜈蚣乙箇 灸去足正入鞘

巴豆六十箇去皮正入鞘 袋子内灰煮平日

右為末、蜜和、杵三千下、帕合、蜜火、勿令

燥、泄、兒生十日、二十日、三十日、服二泰

大四十日至百日、服二麻子大、一歲三

歲以意增之、犬其圓子、兒雖小、而宿實

甚者、當加圓子、不火依此例也、巴豆別

研入藥内、

嬰孺治小兒不生肌肉、丁奚大腹、食不消

芍藥圓方、

芍藥　茯苓　大黃各乙兩　柴胡各四兩　桂心二兩

右為末、蜜和杵熟、一歲大豆許二圓、不知稍加之、食後服、煉蜜頃三五沸用、

嬰孺、治小兒傷食、失衣、當風、溫冷水浴、苦腹大丁奚、時利、寒熱如瘧、不欲食、不生肌、及消羸不欲動搖方

人參　麥門冬去心　黃耆

大黃　苦參炒各　芎

礬石煅　甘草炙三分　半夏洗

3413

遠志去心　黃芩　　消石分四

各二

右為末、蜜圓黑豆大、先食服三圓、四歲

桐子大三圓量与之、

嬰孺治腹中有熱滿不思飲食、及大小便

不利若苦腹痛癖、便膿血下重丁癸大腹

痛㽲肚、脇下有痞方、

狼毒二分　　　附子炮　　川椒汁

巴豆四分去皮各

右為末以飴圓某更大、茶飲下一圓、天

明及日一再服一圓、欬服消痞下食、日

3414

嬰孺治小兒堅癖面黃羸瘦丁奚不欲食

食不生肌膚心中惛惛煩悶發時時寒熱

五藏虛喉腹中疒痛常若下利八癖圓方

蜀漆分七

乾薑分二疑是薑分

蚛蟲非蚛蟲

曾青青代之無曾青空

細辛分六　　陷子炮四分

龍膽分五　　牡丹酒浸

蝟頭灸亹　桂心分各三

右為末蜜圓桐子大飲下二圓日進三

服以知為度忌豬魚生菜等物

進三服

張渙大麝香丹方治小兒羸瘦腹大見青
筋及丁奚等病方

麝香　　　　粉霜研各　朱砂細研水飛

白礬灰各半兩酥炙　五靈脂　肉荳蔻仁半兩

乾擔各乙匰去翅　乾地龍炒乙分　夜明砂兩

乾蟾螂灸令黃熟

右件搗羅為末與朱砂等同研勻細煉
蜜和圓黍米大每服三粒至五粒溫水
下量兒大小加減服之

莊氏家傳治小兒痹氣腹大氣急不思飲
食

食塌氣圓方，

青橘皮 不拘多少

巴豆 每青橘皮乙箇用巴豆乙箇使麻
線繫令熟熱中炒熟去巴豆不用

右擣羅為末，麵糊為圓，如菜豆大，三歲
以上，每服五圓或七圓，米飲下，不計時
候，

哺露第十

巢氏病源小兒哺露候，小兒乳哺不調，傷
於脾胃，脾胃衰弱不能飲食，血氣減損不
榮肌肉，而柴瘠羸露其腑藏之氣不宣則

吸吸苦熱，謂之哺露也、

嬰童寶鑑：小兒哺露歌、

小兒哺露病亡嬴，飢飽多傷損在脾，

藏腑不通身有熱，如柴骨立漸枯衰，

聖惠治小兒哺露傷飽，手足煩熱，嬴瘦不

生肌肉，雞骨圓方。

雞骨 煮熟黃雌雞左右　助骨 乙兩炙黃　　赤芍藥

川大黃 炒剉微　紫苑 苗上洗去　赤茯苓

柴胡 半兩0菌　各乙　　　黃芩

桂心 兩各乙　細辛

右件藥搗羅為末，煉蜜和圓如菉豆大，

每服以溫水下五圓，早晨晚後各一服，

量兒大小加減服之。

聖惠治小兒哺露腹堅，體熱羸瘦鱉甲圓

方。

鱉甲塗醋炙令黃去裙襴刮去皺　常山半兩

肉蓯蓉酒浸一宿刮去皺炙令乾各三分

右件藥搗羅為末，煉蜜和圓如麻子大，

每服以粥飲下五圓，日三服，量兒大小，

以意加減，或下青白黑物即愈。

四五歲下有脫簡

聖惠治小兒哺露,失衣當風濕,冷水浴,苦
腹大,時痢或寒熱如瘧,不欲食,縱食不生
肌肉,或不消化,四肢羸瘦人參圓方

人參 去蘆頭 　　麥門冬 去心焙
黃耆 剉 　　　　半夏 湯浸七遍去滑
紫胡 去苗剉微 　川大黃 剉微炒碎
甘草 炙赤剉 　　白茯苓
　　　　　　　　黃芩 三分
　　　　　　　　鱉甲 童醋炙令黃去裙襴各一兩
芎藭 兩半 　　　訶梨勒皮 煨用

右件藥搗羅為末,錬蜜和圓如麻子大
一二歲兒,每服以粥飲下三圓,四五歲

3420

嬰孺治少小積寒久熱不能食飲食不化

哺露堅癖犬腹下痢不禁芍藥圓方

芍藥　　　　紫菀分各三　桂心

茯苓　　　　鱉甲二分　　柴胡四分

大黃五分

右為末蜜圓如桐子大一歲以上每服

三圓日進三服病甚者夜一服三歲已

上加至十圓無忌哺露氣盛者加鱉甲

四分

嬰孺治小兒哺露腹堅熱下痢不止方

3421

鱉甲　　常山分各　　內庭磨分半

右為末蜜圓小豆大一服二圓便下青

赤白黑火寒自除

嬰童寶鑑小兒哺露灸大椎穴又灸尺澤

文中央橫又灸九角
在脘內

幼幼新書卷第二十二

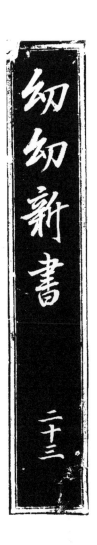

幼幼新書

二十三

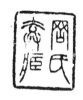

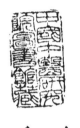

幼幼新書卷第二十三

五疳辨治凡九門

五疳論第一

五疳候第二

五疳可治不可治候第三

五疳第四

風疳第五　亦名肝疳風

驚疳第六　亦名心疳

食疳第七　亦名脾疳

氣疳第八　亦名肺疳

急疳第九　亦名腎疳

3425

五疳論第一

聖惠論夫小兒託質肥胎成形氣血誕生
之後骨肉輕軟腸胃細微哺乳須是合宜
臟腑自然調適若乳母寒溫失理動止乖
違飲食無常甘肥過度喜怒氣亂醉飽傷
勞便即乳兒致成疳也又小兒百日已後
五歲已前乳食漸多不擇生冷好餐肥膩
恣食甘酸藏腑不和並生疳氣凡五疳者
一曰肝疳其候搖頭揉目白膜遮睛流汗
遍身合面而臥目中澀痒肉色青黃髮疎

頸焦箭青腦熱腹中積聚下痢頻多久而
不痊轉甚羸瘦此是肝疳亦名風疳也二
曰心疳其候渾身壯熱吐利無常煩亦面
黃腦臆煩滿鼻乾心燥口舌生瘡痢久不
痊多下膿血有時盜汗或乃虛驚此是心
疳亦名驚疳也三曰脾疳其候腹多箭脉
喘促氣龐乳食不多心腹脹滿多啼欬逆
面色痿黃骨立毛焦形枯力劣肯膈壅悶
水穀不消口鼻常乾好喫泥土情意不悅
愛瞑懵_暗明腸胃不和利多酸臭此是脾疳

亦名食癖也。四曰肺癖，其候欬嗽氣逆皮
毛乾焦，饒洟多啼，咽喉不利，擤鼻咬甲壯
熱憎寒，口鼻生瘡，骨邊赤痒，腹內氣脹，乳
食漸稀，大腸不調，頻頻泄利，糞中米出，皮
上栗生，此是肺癖，亦名氣癖也。五曰腎癖，
其候肌骨消瘦，齒斷生瘡，寒熱作時，口鼻
乾燥腦熱如火，脚冷如水，吐逆既增，乳食
減少，瀉利頻併，下部開張，肛門不水，疳瘡
痒痛，此是腎癖，亦名急癖也。今以一方同
療之，故曰五癖也。

漢東王先生家寶治五疳論、小兒五疳因

過食甘酥、或因驚氣入腹、或緣患後不長

肌肉、致成疳疾、不思乳食、朝好暮惡、或發

潮熱、四肢羸瘦、腹急氣喘、頭髮稀疎、喜食

泥土、變成疳勞、宜進雞肉煎丸。方見五疳及

消疳蘆薈丸。不可治門中 方見五疳可治 魚膘調胃氣

觀音散。不和門中 方見胃氣并四順散 葛氏肘後四

味飲同。

錢乙論五疳論、肝疳白膜遮睛、當補肝、地

黃丸主之。方見虛 心疳面黃頰赤、身壯熱、

當補心、安神九主之、方見虛熱門中　脾疳體黃、腹
大食泥土、當補脾、益黃散主之、方見胃虛門中
腎疳極瘦、身有瘡疥、當補腎、地黃九主之、
肺疳氣喘、口鼻生瘡、當補脾肺、益黃散主
之、二分之見同

嬰童寶鑑五藏五疳論心藏生疳、狀如大
人勞疾、兩頰赤色、面色黃白、身體壯熱、肯
中滿悶、鼻口生瘡、氣喘、嘔逆、膿血痢、赤虛
汗饒多、漸加消瘦、此心疳也、肝藏受疳、目
生白膜、面色青黃、夜汗饒多、時加氣攤、搖

頤鼻痒毛立髮稀覆地而臥腹中癥塊下

痢無時常加癥瘦此肝府也脾藏受府糞

中有米臭氣槽酸好食泥土心腹脹滿肚

明好暗肌肉內消此脾府候也肺藏受府

有青脉欬嗽惡心口鼻乾焦情懷不樂憎

欬嗽氣喘鼻下生瘡咬指出利冷沫

膜滿不食壯熱憎寒皮上粟生候中陰塞

洞赤白洟皮膚燥澀此肺府候也腎藏受

痹下冷上熱洞泄虼肚下部開張更加府

蠱渾身瘡癬時發憎寒炊食不消夜多啼

吁小便如水，胃腸似湯，日漸尫羸，尖而沉

困，此是腎府候也。凡上件府皆屬五藏六

腑也。

五府候第二

茅先生論小兒生下有五府。凡府主肝，喉

面青黃色，眼生障膜，頭搖撼眼鼻，驚府主

心候，面黃赤，身壯熱，或冯色青黑，驚吁口

鼻乾燥，遍身盉汗，氣府主肺候，面黃白，欬

嗽，鼻下赤爛，上渴氣喘，毛髮焦黃，形容枯

瘦，食府主脾候，面色瘻黃煖熱，青筋好喫

泥土、捋眉咬甲、多喘叫、糞內有蟲、細如馬

尾、增寒熱、急疳主腎候、面青黑、不進妳食

虛汗、口生瘡疬、氣上焦熱、愛吃冷水、鼻口

乾燥、右件五疳、其候各別、逐一各有所管、

下藥各有能通能實能吟能溫、具說可依

調理莫亂差誤、風疳欲要調理、先用勻氣

散、方見胃氣夾脾散、有二方一方見胃氣

不和門中、夾醒脾散、氣不和門十一方

慢脾風、及鎮心丸、方見一調理得退三五

門中驚門方見夾驚門一服

分并進得食便下青金丹、傷寒門中驚一服

與通下肝上被虛誕蓋之、而又眼開通得

3433

積盡，再下勻氣散、醒脾散與調，一日腹藏

調和後常服鎮心丸、夾蘆薈丸，府門中見一切

牛黃膏，熱門中與服，如此治之即愈驚府

所治先將勻氣散、夾醒脾散、朱砂膏，方見驚積

藥相交調理三二日，漸次精采，有黃糞下

來，便下青金丹通下積，再下勻氣散、醒脾

散、補氣後常服朱砂膏，夾蘆薈丸調理，即

愈氣痢所治者，先用調中飲，方見胃氣不和門中夾

醒脾散，雌黃丸，嗽門中龍涎膏，渴門中熱四門

简药相夹调理二三日，渐退，便下青金丹

通下积，再下匀气散补，补气后，常服芦荟丸

调中饮与服，即愈脾疳所治，先用匀气散

醒脾散两简药调理三二日，渐有黄粪变

时便下槟榔散，方见疳门中去下疳虫尽时再下

匀气散补除，又将调中饮夹醒脾散再调

理二日，又下青金丹取府积，再将匀气散

补气后常服芦荟丸建脾散，方见胃气不和门中调

理即愈怠疳所治者，先用沉香睡鸳饮见方

3435

膏與調二三日、漸精采便下青金丹、與通
積、再用勻氣散補後、常眼蘆薈九金鈴散
方見心宋砂膏調理即愈前件五府、候狀
痛門中

各別下藥各有文理、莫令誤下、上件五府、

如調理不退形候傳變遍唇口生瘡、鼻黑

燥瀉出黑血、項軟遍身冷、舌卷骨露惡瘦

死候不治。

茅先生小兒五府死候歌

脚心覰着都不覺、把着昏沉手足重

疾狀未除身體冷、無休泄滑沫相隨

項籠舒展全無力、五絶瘠勞子細知、

漢東王先生家寶小兒五瘠歌

心驚瘠

渾身壯熱盛、　四肢全不任、

面黃并臉赤、　怕冷愛重衾、

口鼻常乾燥、　根源即漸深、

只因驚撲著、　此病本徔心。

肝風瘠

搖頭揉口鼻、　白膜眼中橫、

揩磨常淚出、　兩目不曾乾、

顔唼面青色
毛焦并髮立
渾身瘡癬斑
此病本從肝

脾滾疳
食物難消化
腹高青脉起
喘息饒呵欠
痢多酸臭氣
心中愛喫泥
頭髮薄稀疎
無歇只欲嗔
此病本從脾

肺氣疳
啼多并嗽逆
昏昏饒愛瞇
口鼻脛生瘡
體瘦又滑腸

四肢無氣力，　　容貌不同常，

瀉膿并吐血，　　此是肺家傷，

腎急疳

瀉痢時頻併，　　吐逆轉加深，

大腸肛又脫，　　壯熱腹兼驚，

乳食全難進，　　肢梢冷似冰，

急疳難治療，　　本是腎家興，

五疳可治不可治候第三

小兒五疳可治候論凡小兒疳在內，

眼澀腹脹，痢色無常，或如沫淀，日漸羸瘦，

3439

此候可療若鼻下赤爛自揉鼻頸上有瘡

生痂痛痒漸漸流引遠於兩耳時時目赤

頭髮稀踈腦皮光緊頭大項細肌體羸瘦

亦可治也若唇口被蝕齒斷作五色或盡

唔黑舌下有白瘡上齶有竅子口中時有

臭氣齒斷漸染欲爛亦可治也若下部開

張有時赤爛痒不可忍下痢無常亦可治

也若疳蝕脊脊十指皆痒自咬指甲頭髮

作穗脊骨如鋸有時腹脹有時下痢若急

治之無不差也

聖惠小兒五痟不可治候論凡小兒肝藏

痟若目睛帶青脉左脇下硬多吐涎沫眼

角左右有黑氣所衝不可治也心藏痟若

受驚啼常好飲水便食辛味耳邊有脉舌

上有黑靨者不可治也脾藏痟若壯大脣

無血色人中平滿下痢無度水穀不消好

喫泥土皮枯骨露不可治也肺藏痟若咳

逆氣促多瀉白米身上有班生如粟末大

色若黑者不可治也腎藏痟若愛食酸醎

飲水無度小便如乳牙齒青黑耳腦乾燥

肩紖骨枯、不可治也。又五疳有五絶候、一
觀着脚中指底不竟疼、二抱着呈重辘
無力、三病未退遍身不暖、四藏臍濕青涎
及沫不止、五項筋舒異無力、如此之候、皆
不可治也。凡醫用藥切在審詳也。

五疳第四

顑顑經治小兒五疳兼腹肚虛脹疳氣煩
悶或時燥渴紫霜丸方

大黃　　黃連　　代赭分各二
朱砂　　麝香許各少　杏仁別研去皮尖

肉豆蔻　巴豆去皮以冷水浸別研各一兩

右件細研以蜜為丸如赤豆大每服空

心米飲下一丸五歲十歲只可服五丸

臨時加減忌冷水油膩炙煿

仙人水鑑治小兒五疳八痢急慢驚風日

漸黃瘦宜服肥孩兒蘆薈丸

蘆薈　白附子末　蕪荑末各一錢

朱砂　胡黃連末　雄黃分各二

青黛　黃連末各七分　輕粉鈔一七

訶子末二箇　史君子二十箇燒　麝香半錢

巴豆十四箇去皮心膜用紙十重出油

右十三味先將十二味合研勻次入巴

豆霜再研如麵拌和勻用熊膽少許熱

湯半盞浸湯瓶口上良久熊膽溶作水

濾去滓入麵半匙煮成糊和藥丸如小

菉豆大每服五七九用薄荷湯吞下

聖惠治小兒五痔頭熱眼澀脊高脚細頭

大腹脹面黃鼻乾驚悸盜汗肌肉羸瘦寒

熱不定宜服金蟾九方

乾蟾 酥灸令焦黃 一枚大者

地黃 微炒 半兩

麝香細研半分　天竺黃　朱砂

雄黃研各細　胡黃連　蛇蛻皮灰

蟬殼一分微炒各

莨菪子半分水淘去浮者水煮令候乾炒令黃黑色

右件藥搗羅為末都研令勻以糯米飯

和丸如菉豆大每服以粥飲下三丸量

兒大小加減服之

聖惠治小兒五疳頸大項細心腹脹滿皮

膚乾皺毛髮焦黃鼻下赤爛口舌生瘡瀉

痢不止日漸羸瘦四靈丸方

大蟾一枚、去却四足、箏開腹、去腸肚、入
濕紙三兩重裹、沙泥固済令乾、微
火出陰氣、便用熟火三片、燒令通赤、即
住、待冷去泥及紙灰、擣細羅為末、更入
後藥、

蘆薈　　麝香　　熊膽 各一分

右件藥同研令細、以麵糊和、丸如麻子
大、每服以粥飲或妳汁下三九、日三服、
三歲以上、加九服之、

聖惠治小兒五疳、乳食不長肌膚、心腹脹眼
滿、或時下痢、壯熱昏沉、眼澀口乾、愛喫生
冷、毛髮乾立、櫟鼻多嚏、日漸羸瘦、五疳丸

方太醫局方名五府保童丸、

青黛　雄黃　麝香

蘆薈（各細研）　熊膽（入研）　胡黃連

黃連（去須）　龍膽（去蘆頭）（灰）　苦楝根

白鱔魚（炙令焦黃）　蝦蟆（一枚炙令焦黃）　蝸牛（炒令微黃）

夜明砂（微炒）　蟾頭（焙令瓢焦）　五倍子

青橘皮（浸去白瓤焙）

天漿子（炒）各一分　口有物者微

右件藥擣羅為末，都研令勻，用粳米飯和，丸如菜豆大，每服以粥飲下三丸，日

3447

三服、量兒大小、以意加減、

聖惠治小兒五疳、面色痿瘁、頭熱髮乾、胃
氣不和、心腹滿悶、宿食不消、或時下痢、瘦
弱無力、宜常服史君子丸方、

史君子　　　丁香　　　沒石子

胡黃連　　　夜明砂炒微　黃連微炒去頂

肉荳蔻殼去　熊膽各細研　青黛

蘆薈各一分細研　腦麝各一錢細研　蟾頭一枚炙黃焦

右件藥搗羅為末、燒粟米飯和、丸如菜
豆大、每服以粥飲、或新汲水、下五丸、日

三服。三歲以上，加九服之。一方，用眉……醉皂子火……

聖惠治小兒五疳羸瘦，毛髮乾黄，喫食不

常雄黄丸方。

雄黄　　　　麝香　　　　盧薈各細研

黄連去須　　胡黄連各一　蟾頭令黄焦
　　　　　　　　　分　　一枚矢

朱砂水飛過十兩細研

右件擣羅為末，都研勻，豬膽汁和丸如

菉豆大，每一歲一丸，新汲水下，日三服。

聖惠治小兒五疳，毛髮乾，立枯瘦煩熱，肚

大脚細，蟾頭丸方。

3449

蟾頭一枚，炙黃焦　青黛　龍腦各細研

巴豆去皮心研紙

白附子炮裂去油　臈粉一分，名牛黃　乾蝎炒微研

麝香　天竺黃　雄黃

朱砂一分　各細研

右件藥，擣羅為末，入青黛等同研令勻，以水浸蒸餅和丸，如菜豆大。每一歲以粥飲下一丸。

聖惠治小兒五疳，寒熱腹脹，四肢羸弱，穀

疳九方。

3450

青黛 二鈛　　蟬殼 微炒　　朱砂

雄黃 研各細　　熊膽 蛇　　蘆薈 研入

麝香 研　　蛇蛻皮 蛇灰　　臘粉 一分各

胡黃連 一分　　瓜蔕 二七枚　　田父 令黃

蟾酥 許大研入 兩皂莢子

右件藥擣羅為末、都研令匀、熬獲猯膽汁浸蒸餅和丸、如黃米大、每服以薄荷湯化破三丸服、量兒大小、以意加減。

聖惠治小兒五府、形體羸瘦、蛇蛻皮丸方

蛇蛻皮 燒灰一條　　麝香 細研半分　　夜明砂

3451

地龍炒 青黛細研 各
蚱蟬去翅足 一分 乾蟾一枚炙
各微炒 令黄焦

右件搗羅為末糯米飯丸如菜豆大每

服粥飲下五九日三服量兒大小增減

聖惠治小兒五疳煩熱羸瘦不欲乳食青

黛丸方

青黛研細 訶梨勒皮 各三
麝香 蘆薈 熊膽
朱砂一分 各細研

右件藥搗羅為末都研令勻以粳米飯

和丸如菉豆大，每服以沙糖水下三丸，日三服，三岁儿以上，加丸服之。

聖惠治小儿五疳，百病无辜，一切羸瘦肌肤羸瘦，牛黄丸方。

牛黄　　朱砂研各细　　牡蛎粉

人参去芦　　杏仁浸汤去皮尖双仁

赤石脂研如泥各一分

代赭半两

虎睛一对酒浸一宿微炙去心研

巴豆十枚去皮心研

巴豆纸裹压去油

右件药，除杏仁巴豆外捣，罗为末，都研

令勻練蜜和丸、如菉豆大、每服一歲以

冷水下一丸、

聖惠治小兒五府驚熱保童丸方

青黛　　　　蘆薈 各細研　　乾蟾頭 炙微焦黃

黃連 去須　　熊膽 研入各一兩　夜明砂 各微

蝸牛殼　　　地龍　　　　　蟬殼 炒各微

史君子　　　牛黃 一分細研　朱砂 各細研

腦麝 各一錢細研

右件藥搗羅為末入研了藥令勻以糯

米飯和丸如粟米大每服以粥飲下五

九、量兒大小、加減服之、

聖惠治小兒五疳、面黃髮枯、頭熱盜汗臥
則合面、飢即食土、疳蟲蝕於口鼻、瀉痢日
夜無常、肌體羸瘦無力、蘆薈丸方

蘆薈 研細　　朱砂 飛過 細研　　水胡黃連 各半兩

腦麝 各細研　　牛黃 細研　　蟬殼

蝸牛殼 半分 研　　夜明砂 炒 各微　　蜕娘 翅足微炒去

熊膽 入研　　蚵蚾膽 研入　　倒鈎棘針

爪蒂 各一　　蟾酥 一錢 研入

右件藥擣羅為末、都研令勻、煉蜜和丸

如羗薑大每服以妳汁研一丸、點入鼻

中後以桃柳湯洗兒、以青衣盆裹候有

蟲子自出、即以粥飲下三丸、日三服、三

歲以上、加丸服之、

聖惠善治小兒五府、熊充肌膚、悅澤顏色

宜常服此保生丸方

乾蝦蟆 一枚、於小雞子內、以泥尾封口、勿令透氣、燒灰

蜣蜋 微炒去足

母丁香

麝香 研細

夜明砂 炒微

苦葫蘆子

胡黃連

熊膽 研細

甜葶藶 隔紙炒令紫色各半兩

右件药，捣罗为末，以软粟米饭和丸，如

菉豆大，每服以粥饮下三丸，量儿大小，

以意加减。

聖惠又方

鲤鱼胆 枚二　　蛙胆 枚三

白附子 炮裂　　乌贼鱼骨 各一分黄炙

右件药，先捣乌贼鱼骨，并白附子为末，

相和，内入猪胆，冲候乾捣，细罗为散，每

服以暖水调半钱服之，量儿大小，以意

加减。

狗胆 枚一

3457

聖惠治小兒五疳不生肌肉，酒煎乾蟾丸方、

乾蟾一枚，用無灰酒一升煎至酒半升，令如膏，次入後藥，乳鉢內乘酒研爛，卻去蟾骨，更煎令稠爛後於

檳榔一枚　甘草一寸，炙　肉荳蔻二枚，去殼

麻黃節，去　胡黃連　黃連半兩，去須，各

朱砂　臘粉　乳香入研

牛黃各細研　丁香　麝香　黃連半兩，去須，各

蘆薈研入，各一分

右件藥擣羅為末，都研令勻，入蟾膏內和丸如菉豆大，每服以粥飲下五丸，日

聖惠治小兒五疳羸瘦蛇蛻丸方

蛇蛻皮　　乾地龍　　蝸牛各一分

乾蟾半兩

巳上四味入瓷合子內以泥封閉使炭
火燒令通赤即佳候冷取出研羅為末
更入黃丹一錢微炒同研

丁香　　阿魏半錢細研各　朱砂一分細研

右件藥同研令勻以蒸餅和丸如麻子
大每以空心以熟水下二丸量兒大小

加減服之。

聖惠治小兒五府全栗丸方

蕷精草　喫食餘後花出時取令乾

白薔薇根　花出時收用

蝦蟆　雄者灸為末各一兩

丁香末

右件藥，取上二味，端四日，用水一斗宿
浸，端午日至二升，去滓澄清，重於小鐺
中煎成骨後入丁香蝦蟆末令勻，和丸
如黍米大，在懷抱每服半丸，三歲一丸，
七歲二丸，十歲三丸。總服藥後，以桃柳

湯於盆中從頸淋浴之候湯冷以衣拭

乾青衣蓋不得衝風恐蟲不出如睡最

佳良久如醉府蟲於頭面背脊如汗津

如蟻子或如麩片並微細色白稀者七

日內差不再服如唈黃赤當隔日更依

前法服蟲黑者不用服藥此方入朱砂

為金粟丸入青黛為青金丸入麝香為

萬勝丸

聖惠治小兒五痔齒焦四肢黃瘦百晬後

至十五歲以前並宜服此五蟾丸方

乾蟾五箇大者細剉和膏用好酒五升
文武文煎至二升濾去骨於沙盆
內研以絞濾去滓入熟蜜
四兩於重湯內煮成膏　胡黃連

黃連須去　白蘞荚各二兩輕炒去皮

右件藥搗羅為末入前煎內和丸如麻

子大每服用人參湯下三丸乳汁下亦加減

浮量兒大小加減服之

聖惠治小兒五府麝香丸方

射香　熊膽　蚰蜒膽如柳葉

亦小豆末為　牛黃各一　蟾酥二片

右件藥同研如粉用瓜蒂半兩煮取汁

3462

和丸如麻子大，三歲每服空心以粥飲
下三丸，量兒大小，以意加減。

博濟方治小兒一十五種風疾，五般疳氣，
變蒸寒熱便痢，薰花糞腳細肚脹，肚上青
筋，頭髮稀疎多喫泥土，揀眉毛咬指甲，四
肢羸瘦府蚘咬心瀉痢，頭併饒驚多嗽府
蝕口鼻赤白瘡府眼雀目，此悉皆能治療。
入口大有神效，至聖青金丹。

雄黃　方二兩

青黛研良方三分

膩粉一分良方一錢

射香研半分

上細研著二分

右件一十三味細研杵羅為末後再更

水銀　同一皂子臟粉研

鈆霜　一皂子大局方一局方不見星方一錢

蟾酥　少許良一方字

蘆薈　局一方一子大皆

白附子　二錢研局良方

熊膽　入藥一枚良方一分良方溫水化一方一錢

胡黃連　方二一分二分兩良

朱砂　一方一分研字良

龍腦　少許研局

都入乳鉢內細研令勻用獖豬膽一枚

取汁熱過浸蒸餅少許為丸黃米大曝

乾於瓷器內收封或要旋取每服二

九各依湯使如後小兒患驚風天瘹戴

上眼睛手足搐搦狀候多端但取藥一

九用溫水化破滴入鼻中令嚏噴三五

遍後眼睛自然放下搐搦亦定更用薄

荷湯下二九小兒久患五府四肢瘦小

肚高撮眉喫土咬指甲髮稀疎肚上青

筋粥飲下二九小兒變蒸寒熱薄荷湯

下二丸、化破服、小兒久患瀉痢、米飲下
二丸、小兒久患痔坑咬心、苦楝子煎湯
下二丸、小兒患鼻下赤爛口齒痔蟲并
口瘡等用後兒子尿汁研二丸坐在患
處小兒患病眼雀目用白羊子肝子一
枚以竹刀子挑開內藥二丸在子肝子
內以麻縷子纏定用淘米泔水內煮令
熟空腹喫仍令乳母常忌妻魚大蒜鷄
鳴猪肉等此藥若小兒常隔三兩日喫
一眼水無百病不染横夭之疾凡有患

但與服，必有功效。

靈苑治五疳、肥孩兒、紅丸子方

郁李仁 一百粒，用溫水浸去皮尖

麝香 半錢
別研

右先研郁季仁細爛，次入蒸脂射香同研用粳米飯為丸，如麻子大，每服三丸至五九，一日三服，用薄荷湯下，量兒大小，臨時加減丸數。

坯子燕脂 一分

靈苑青黛丸、肥孩兒、治五疳殺蟲化食長肌肉、退風熱方。

3467

蚵坡一筒酒浸炙令
黄紫色去膏　當

青黛少許寃衣
別研

白蕪荑一分淘過酷裹煨

肉豆蔻一分黄去麵炒令用

巴豆半分用麩炒紫色去殼別研

射香少少不以多

史君子去殼取內

梹榔各半

夜明砂一分半

黃連一分炒紫色

蛇皮一條燒灰

右件藥杵末先研巴豆令細次入猪膽
一筒只取汁同研令匀旋入藥末搜令
為九如未就更用少許軟飯再研得所
為九如大麻子大三歲以下盏服一九

3468

五歲以下兩丸。十歲已下三丸。食後用

熟水吞下，日進三服。如患風熱大便澀，

用蔥湯下五丸。至七丸以通利為度。如

未通，更進一服。忌鷄肉肥臘鮓等物。

靈苑木香丸。熏治小兒七歲以上，五般府

氣肚痛腰脹氣喘方。

木香　　　　厚朴　用生姜自然汁浸

川大黃　微炒　人參　各一　檳榔　心者　三兩鶏

芍藥　　　肉桂　去皮兩展　羌活

京三稜　　獨活　　　川芎

乾姜炮各半兩 肉豆蔻去殻六箇

大附子一分炮去皮臍炮

陳橘皮二兩用湯浸去白瓤乾取一兩

右件藥一十五味精細揀擇杵為末以

瓷罐盛密封繫如要服食用生牽牛子

末二兩藥末一兩同研合和一處以煉

蜜為丸如梧桐子大心腹脹滿一切風

勞冷氣臍下刺痛口吐清水醋心疼癖

氣塊男子腎藏風毒攻刺諸慶及脚氣

目眩頭痛心悶不快者臨卧用橘皮湯

下三十九、來日微轉為度、如未差、則每
夜更服十九、覺安便止、怒渾身壯熱、四
肢疼痛不可忍、口內狂言、此是陽毒傷
寒經三日後、臨卧時溫木下三十九、如
未轉更加九數、婦人血海不調刺痛精
午血塊胃口嘔逆涎沫手足煩頭熱不
思茶飯用生姜湯下三十九、以轉為度、
如未差、則每夜更服十九、疾差即止、小
兒七歲巳上、五粒疳氣肚痛腹脹氣喘、
空心用生姜湯下三五九、飽悶不消腹

泄不止，臨臥暖酒下三十九、二服必愈，

若食妻癰疽發背并半身不隨、並皆治

之、

譚氏殊聖方、

五歲癤傳力最藏頤頻嗞啀爻饒嗁

形容疲弱聲無力滿口生瘡髮爻稀

此病名為疳膈疾、三焦流轉却還睥

紫花石膽當門子、紅橘蒼甘請不疑

龍香散

白术 分炮 一 石膽 半錢
研

石膽 研 射香 許 少

龍齒　　　陳橘皮末各一錢

右為末米飲下半錢二歲以下一字

譚氏陳聖治五疳羸瘦毛髮稀疎㝝鼻咬

甲好食泥土腹大頭細㿲如泔淀乳食不

消小便白濁蝦蟆丸方

綠礬為末　棗一升半去核

右先用醋五升并礬煮棗熟後入黃連

四兩呵子去核二兩丈君子二兩夜明

砂二兩蝦蟆四箇燒灰存性同搗碎入

前藥內攪勻直到乾焦為度再杵羅為

3473

末，棗肉丸，如黍米大，三四歲每服三十
九，米飲下，乳食前。

漢東王先生家寶治小兒五疳不長肌膚
由不思飲食曰漸黃瘦常服殺蟲蘆薈丸方

蘆薈　　　　蕪荑去皮　　青黛

檳榔　　　　宣連各一　　蟬殼二十一

胡黃連半兩　真射香少許　續豬膽二枚

右為末，豬膽為丸，如大麻子大，每服五

七九十歲小兒三二十九，並用飯飲吞

下。

猬澳夜明丹治五疳腹脹，目澀多睡方

夜明砂一兩　乾蝦蟆五箇燒存性並
　　　　　微炒　　　　為細末次用

蘆薈　　　青黛

胡黃連　　草龍膽　　苦楝根兩
　　　　　　　　　　　　　　各半

右件一處拌勻粳米飯和丸如黍米大

每服十粒米飲下不拘時候量兒大小

加減

嬰童寶鑑治小兒五疳聖功散方

苦楝根出子束引者　　鶴虱
　　米泔浸一宿

右件為散每服半錢熟水調下連進二

3475

服、

西京丁左藏栢葉散治五痔脚細肚脹方

側栢葉為末（五兩乾）

蜣蜋（炮熟焙乾）

麥芽（一兩炒令）　木香（三錢）

白附子（炮）

茯苓　人參　青皮（去白一分）

油臟果子

右為細末每服一錢米飲調下忌生冷

西京丁左藏蘆薈丸治小兒五痔方

青黛　胡黃連　射香

蘆薈　雷圓　貫眾

牛黃生用　鶴虱各半兩　地龍

蛇蜕烧灰各一分

右為細末蒸餅心和丸芥菜子大空心

米飲下,三歲五丸。

西京丁左藏青黛丸,治小兒五疳方

青黛　　雄黃　　牛黃

射香　　巴豆各心膜一分　胡黃連半分

右為細末生醋為丸,如黃米大,每服二

九空心温酒下。

劉氏家傳治小兒五疳羸瘦合命俩卧地筋

3477

青腦熱、吐瀉無度、渾身壯熱、口舌生瘡、痢
下膿血、心腹脹滿、喘促、氣急、乳食全少、多
啼嘔逆、飲食不化、或時增寒多涕嗽、鼻
下赤爛、十指皆痒、飯於唇齒生瘡、出血肛
門不收、毛髮焦黃、但是府疾神效金蟾丸

方、

乾蝦蟆五箇燒灰　胡黃連　苦楝根白皮各半

鶴虱　肉荳蔲

雷丸　蘆薈　蕪荑一兩

雄黃飛過一分

右為末，麵糊為丸，菜至大、雄黃為衣，每

服十五丸，飯飲下。

張氏家傳香蟾丸，治五疳殺蟲消肚膨，止

痛住瀉痢生肌層方

乾蝦蟆酥灸黃色　大黃連頂洗去　燕荑仁

蘆薈

右各等分為末豬膽糊麵為丸，如此。

大每服四十粒，用飯飲吞下，不拘時，一

日二啘至三丸，忌生冷宿食毒物。

張氏家傳五膽丸，治小兒五疳方。

聖惠治五痔四靈圓不用
蒸裹用蘆薈

五靈脂　黃連

右等分擣羅為末用蒸餅滴水為圓如
黍米大每服五圓至七圓米飲湯吞下

張氏家傳五痔圓方

熊胆　蒸裹去皮各

麝香字一　胡黃連別杵為末

大乾蟾用上別去膊剉碎入在藏瓶内，
監泥固濟，以炭火燒過，紅取出。
停一夜，取藥研為細末，杵一分。

右件先將蒸裹研極細，次入麝香，次入
胡黃連蟾末，研令勻，傾出却研熊膽，以

3480

沸湯镕化，再入前四味，更研令匀，糊為

九，如菉豆大。每服二、三歲十、九、四、五歲

十五、九，米飲下，食前服。

莊氏家傳熊膽九，治小兒五疳、八利、肌瘦、

體黃羸進，妳食不長肌膚，及療諸疳等疾。

方、

熊膽分一　　宣連　　胡黃連末各

朱砂研別　　白蕪荑仁　蘆薈研各名

草龍膽　　　　　木香末各　射香錢各一

肉荳蔻仁三筒

右十物並合和一處研勻用獖猪膽取

汁化熊膽和為丸如小菉荳大、每服一

歲兒三丸、二歲五丸、量兒大小加減、日

二服、溫米飲下、

料氏家傳治五疳蘆薈丸、

蘆薈　　　　宣連

胡黃連　三味等分同入湯浸慢火熬令味濃

右擦宿蒸餅和得所丸如菉荳大空心

米飲下、隨小兒大小、加減丸數、若熊只

服濃藥汁尤妙、

王氏手集治五疳消化宿滯進食長肌肥孩兒保童丸方

胡黃連　草龍膽末炒紫色

史君子　木香　蘆薈一錢細研各

大麥蘗半兩巴豆三七箇去皮心同麥芽炒令蘗紫色去巴豆不用以

藥為　川苦楝紫色一分炒末

石為細末同研令細用醋糊為丸如菉

豆大每服十粒至十五粒米飲下不計

時候服此藥大治小兒疳腹脹

王氏手集史君子丸治五疳羸瘦毛髮稀

辣、揉鼻咬甲、好食泥土、腹大泄瀉、剩如沐

淀、乳食不消、小便白濁、進乳食、救瘄蟲方

史君子二十箇　沒石子

黑附子炮　木香各半　檳榔箇

呵子皮去核十一箇

縮砂仁去皮二十箇　肉荳蔻各三箇

右件藥擣研為末麵糊和丸如菉豆大每

股十五丸食前溫米飲下

吳氏家傳黃耆飲子治小兒五疳或傷脾

股脹髮黃時時壯熱頭上虛汗日漸黃瘦

3484

或泄瀉方

綿黄耆一兩　人参　陳皮微炙去白不

白茯苓　白檳榔極大者　甘草炙各半兩

肉荳蔻小者一箇

右為麤末，每服三錢，水一大盞，慢火煎

至七分，濾去滓，時時與服温喫，

趙氏家傳治小兒五府退熱黄榮肌膚，解

積熱壓驚消進飲食方

史君子二十箇　胡黄連一兩半　五靈脂

蟾頭各一分　射半錢研　蘆薈

3485

熊膽 二各錢研

右為末燒粟米飯為丸菉豆大每服二

十九米飲下

刮氏家傳治十五種風五痔氣疾癱瘓燕傷

寒肚上青筋頭髮稀少噢泥土撏眉毛咬

指甲四肢羸瘦癖蚵咬心瀉痢頻頻饒鶯

多嗽瘡口鼻赤疳眼雀目神效牛黃膏丸

牛黃 　真珠 半錢各末 　輕粉

蘆薈 　鈆白霜

水銀 砂子各一錢 用少錫研結 　雄黃 錢各二

3486

熊膽 用溫水化入眾藥

青黛　　　朱砂

白阶子 各名二

腦射 少許　　　胡黄連 鐵

右件為末，審九如。此大如小兒非時

天瘹，手足搐搦喉內作涎聲，用射香薄

荷湯磨下一九，小兒五疳四肢瘦小肚

高咬甲撮眉髮辣肚上青筋用飯飲化

下一九，或變蒸火瀉利疳眼等疾用鵐

梨湯化下一九，妳母忌鴨肉三五日，如

諸般驚積在腹，并疳蚵肚脹危困不可

治者、此藥治之。

朱氏家傳、治五般瘡氣黃連丸方

黃連　　蕪荑仁炒去廂　龍膽草

鬱金各等分

右為末米糊為丸麻子大。每服十九、飯

湯下。

長沙醫者丁時發傳、治五瘡方、

五瘡五色在消詳、黑氣侵骨入死鄉、

肚大渴時身火熱、雄黃丸子是奇方、

雄黃圓

雄黃　黃連分各一　巴豆分半

白薑一分　巴豆　白薑用醋一碗煮乾為度不用巴豆

朱砂錢一

右件為末蒸餅心圓　每服五圓七圓

熱水吞下

蕭景仁獻海上方治小兒五疳圓

黃連　大黃　黃蘗

苦參錢各二　燕荑　艾君子簡一

右用醋煮麵糊為圓如小菉豆大每服

五圓白湯吞下空心服

3489

萧景仆献治小儿患後不思饮食方

右用黄连不以多少为细末獖猪膽为

圆如菉豆大每服五圆麥門冬熟水吞

下

風瘹第五 亦名肝瘹風
瘹生核附

聖惠云小儿風瘹者由肝藏壅熱乳食不

調之所致也是以孩子十旬之内三歲之

間氣血未調骨本輕敦凡為動静易為所

傷若乳母昧於寒暄失於調適滋味不節

喜怒無常或外中風寒內懷驚恐便即乳

兒邪氣未除，傷兒臟腑，致成風府也。其狀
搖頭揉目，眼赤多瞳，腦熱髮焦，百脈拘急，
漸、黃瘦者，是其候也。

聖惠治小兒風府，日漸羸瘦，多瞳，壯熱，面
色青黃或時吐乳，龍腦散方。

腦麝 細

朱砂 研各

黃連 去須

蝸牛 炒令微黃

五靈脂

牛黃

熊膽

蚵蚾 炒後

藍葉

馬兜鈴 已上各一分

雄黃 並研

蚰蛇膽 入研

天麻

川大黃 炒剉微

右件藥搗細羅為散入研了藥令勻每

服以溫水調下半錢量兒大小以意加

減。

聖惠治小兒風痹劓鼻揉眼不知痒處胡

黃連丸方。

黃連

胡黃連　　人參　去蘆

代赭　研細　地龍　微炒

猪牙皂莢　二捉去黑皮　赤石脂　各半兩
炙焦　黃去子　蝸牛肉　二枚、

大蜣蜋　五枚去翅
微炒　青黛

蟾酥　並研　入研　木香　檳榔

3492

黄連〔濱去〕　天麻　當歸〔炒微〕

犀角〔屑〕　乾蝎〔炒微〕　蟬殼〔炒各微〕

羌活　史君子　白薇荑〔炒〕

驢胎耳〔贫令焦黄〕　蛤蚧〔酥炙微黄〕

朱砂〔并細研〕　射香　蘆薈

牛黄〔各一分并細研〕

右件藥擣羅為末入研了藥令匀以

猪膽汁和丸如菉豆大每於空心以粥

飲下二九量兒大小以意加減

聖惠治小兒一切風癇搐搦牛黄丸方

牛黃　　　朱砂　　雄黃

龍腦　研　各細　　黃連　頂去　　桂心

白附子　炮製　　川大黃　炒　剉𥻗　　臙粉　入研

人參　去頭蘆　　茯神

巴豆　二十枚去皮心研紙裹壓去油

右件藥擣羅為末都研令勻以荻藭瓶𥗽

和九如菜豆大濃煎葱白湯下三九取

下惡物為度量兒大小以意加減

壓惠治小兒肝肺風熱心脾壅滯體瘦壯

熱致成風瘶宜常服解風熱救瘶盧薈丸

方

蘆薈　天竺黃　青黛

朱砂研各細　蚺蛇膽入研　胡黃連

蛇蛻皮灰　史君子去　天麻已上各

丁香　黃連須細研　木香一分

白腦龍研各　牛黃一各細研一錢　蟬殼微炒

射香半分

右件藥搗羅為末，入研了藥令勻，煉蜜

和丸如菉豆大，每服空心及近晚，以粥

飲下三丸，量兒大小，臨時加減

聖惠治小兒一切風癇日漸羸瘦體熱心

驚搖頭揉鼻四肢煩燥皮膚黃黑毛髮乾

枯日夜不差蟬殼九方

蟬殼　微炒

雄黃　微研　各　知

乾蝎　半兩炒

青黛　細研

膩粉　一錢研入

烏蛇　三分酒浸去皮炙令微黃

巴豆　十枚去皮心研

朱砂　炒

甜葶藶　隔紙炒令紫色

射香

牛黃　各半分　妙細研

龍腦

蠐螬　五枚炒微黃

蟾頭　一枚炙微黃

蟯娘　五枚去翅

各一分

右件藥擣羅為末入研了藥令勻用豬
膽汁和丸如黍米大每服以粥飲下三
丸量兒大小以意加減

聖惠治小兒風痙身體壯熱或時吐逆心
神煩躁胡黃連丸方

胡黃連　犀角屑　蘆薈
天竺黃研各細　燕脂入研　羚羊角屑半兩各
射香各細　牛黃　朱砂
雄黃研各　天漿子　白殭蠶
乾蝎各一分微炒　蟾酥研入一錢

右件藥搗羅為末，都研令勻，以豬膽汁

浸蒸餅和丸，如麻子大，每服以粥飲下

三九，不計時候，量兒大小，以意加減。

聖惠治小兒風癇，羸瘦，蛇蛻皮丸方。

蛇蛻皮燒灰　天南星炮　乾蝎

蟬殼炒各微　蘆薈　朱砂各一兩并細研

蟾頭一枚令黃炙　天漿子七枚微炒　青黛細研半兩各一分

蜣蜋足七枚微炒

右件藥搗羅為末，獨頭蒜燒熟，并醋飯

和九，如菜豆大，每服空心以粥飲下三

九，量兒大小加減。

聖惠治小兒風癇，肌體多熱，煩渴心躁，夜
不得眠臥，蘆薈丸方。

蘆薈 研細

麝香 研

雄黃

水銀 一分

朱砂 研各細

天麻

鐵粉

熊膽 微

胡黃連 兩

乾蝎 炒

已上各

各半

右件藥搗羅為末，以棗肉研水銀星盡，
都和丸如菉豆大，每服以溫水下三丸，
量兒大小，以意加減。

聖惠治小兒風疳鼻口多癢肌躰羸瘦搖
頭揉目昏々多睡夜明砂丸方

夜明砂　乾蝎

白附子裂炮　牛黄　白殭蠶炒 各微

朱砂研　青黛研 各細　　蟾酥半分

烏蛇皮骨炙微黄三分酒浸去 各一分

甜葶藶隔紙炒令紫色

射香

雀兒飯瓮二七枚

右件藥搗羅為末用猪膽汁和丸如菉
豆大每服以粥飲下三丸量兒大小增

譚氏殊聖方

減服之

肝痹腹脹體羸黃、面色如金形漸傷、
咬甲搔眉多喫土、愛鹽糟米怕薑湯、
朝朝嘔瀉吐逶迤、晝夜頻添不忍當、
但取蜜陀僧作末、為丸令服號醫三。

玉合丹

寒水石　　白礬　各二兩

黃丹　三味研勻入合子　大火煅過別研　蜜陀僧　各半兩

碗黃　研一分

右再研細、熬餅丸菉豆大冷水下四九、

甘草湯亦得、

譚氏殊聖方

揩鼻擡眉鴻又青皆頭瘡痛怡光明、

朝朝合面便涼慶不住抓頭屢熱驚、

此是肝家症體相早求良藥急看承、

丁香蘆薈牙硝等熟擣三黃會有靈、

撥雲散

丁香　　馬牙硝　　蘆薈 各一分末

大黃　　胡黃連　　黃芩 各半分末

3502

右為末，每服一字，竹葉湯調下，忌毒物。

張渙熊膽天麻丹治風瘑羸瘦，搖頭揩口，

百脉拘急方。

真熊膽　丈君子去殼　胡黃連

天麻　羌活酥炙黃　蟬殼兩 各一

蘆薈　乾蟾各半兩酥炙黃

右件擣羅為細末，粳米飯和丸黍米大，

每服十粒，煎荊芥湯下，量兒大小加減。

張渙又方烏蟾丹

烏蛇酒浸去皮　乾蟾黃酥炙

蛇蜕皮 烧灰 各一兩　　　　　　　　　　胡黄連 兩半

已上捣罗为细末，次用

麝香　　　蘆薈　　　熊膽 各一分 細研

右件一处拌匀，白麵糊和丸，如黍米大

每服十粒，薄荷汤下，量儿大小加减

酸棗仁 炒微　蘆薈 研　蟬殼 去頭足 炒

萬全方 治小儿肝疳羸瘦，酸棗仁丸

朱砂 研 烧灰 各一分　乾蝎 炒微　天南星 炮裂

蛇蜕皮 一分　青黛 研半兩

龍腦 研半分　蟾頭 一枚 炙黄焦　蛾娘 去翅足 微炒

天漿子 微炒 各 七分

右件杵羅為末，用獨頭蒜燒熟，并醋飲

和、丸如菜豆大，空心粥飲下三九，量兒

大小加減。

萬全方，治小兒肝瘝肌體多熱，煩渴心躁，

夜不得眠龍膽丸。

龍膽　　升麻　　射香 入研

水銀　　乾蝎 炒微　鐵粉 各並一細分研

蘆薈 研　天麻　　胡黄連 兩各半分研

熊膽　　雄黄　　朱砂 各並一細分研

3505

右件擣羅為末、以棗肉研、水銀星盡、都

和九、如菉豆大、每服三九、以溫水下、

莊民家傳治小兒風癇順肝氣、進飲食、蘆

薈九方

蘆薈一錢別研秤或

草龍膽一兩淨洗剉焙乾秤

右件藥一處擣羅為末、用不坤皂角三

斤、以水二升搓汁、用生絹濾去滓、入銀

器內、慢火熬成膏、入前二味藥調和得

所九、如菉豆大、每服三九至五九、薄荷

湯吞下

趙氏家傳風癱丹治小兒稟受不足乳哺失宜、膚革浮脆、胃犯風冷、正氣微弱、客邪在內、令兒津液不固、自汗自利、中寒氣痞、關膈不通、喊嘔吐乳片、肌肉不生、精神昏塞不欲啼笑、以至顖戶不歛、頭骨開張、龜胸解顱、丁奚無辜、無所不至、邪客於心、則成驚癇、邪客於脾、則成風癱、如有此病、但能日與二三服、自然令兒乳哺充肥、風消氣伏、神驗無比、予嘗以救小兒得效、不可

3507

勝數、

朱砂

丁頭　大赭石　火煆　醋淬　生研　三味　細各

蛇黄　研細　者各　一分

地龍　鹽挼　者各　三箇　去

丈君頭子　一窠酥　炙肉　十箇

屺坡子　生

白阶子　七箇　生各

大阶子　生

半夏　製焙乾　生姜汁

硫黄

烏頭　七各　一半　取火尖　不去皮骨

白花蛇　酒浸一寸　焙乾宿

射香　秤一半

續隨子

天漿子　酒漿子　炙

沒石子　一箇

蝎蛸　十全者　一二　炒

蜣螂　去翅　且炒

疑草烏頭

丁香　赤石脂 錢各一

右二十味為細末和勻，以粟米飯搜，九

如麻子大，量小兒大小，湯飲下十粒，

風瘖生核附

漢東王先生家寶治小兒風瘖氣攻項下

生核子、皂角膏方、

皂角 大者一莖 燒存性

草頭馬 黃皮 三錢炒 黑色 糯米 一合炒 黑色

右為末，每用不拘多少，以井華水調貼

如米安，湏用水精丹取後，用調氣觀音

3509

人參散等藥補，仍再貼棗與府藥相間

服，三方並在後

漢束王先生家寶治要孩小兒蟲積食積

胎積驚積惡物食傷水精丹方、

滑石 一錢 生為末

天南星 一錢 生為末

水銀粉 錢秤半 燕荑 百片

巴豆 五十粒 去殼不去油

右先研巴豆令極細，次下燕荑仁、復研

方入眾藥研，令極勻。收爛飯為丸，如。

大。每服三九、五九。以歲數如減。米湯泡

3510

生蒽吞下，服時須令嬰孩小兒空心，不

可喫乳食，稍飢方可進藥，如膈上有食

勢須吐出如膈下有食，方得轉瀉切忌

生硬果實肉食等物，近夜臥服尤佳。

漢東王先生家寶補虛、調胃氣、進乳食止

吐瀉火不進食，神妙觀音散方

白藊豆 微炒　　石蓮肉 去心炒　人參 一分

茯苓 一錢　　甘草 炙　　香白芷

綿黃耆 炒碎用蜜　　　各

木香 炒 一錢 各

神麴 二錢

右為末、每服嬰孩一字、二三歲半錢、四

五歲一錢、用水一藥注、或半銀盞棗子

半片、煎十數沸服。

漢東王先生家寶補脾、調胃氣、進乳食、止

吐瀉人參散方

人參　　　　茯苓

黄耆 蜜水拌炙 半兩捶碎　甘草炙　蓮肉 去心炒 各一分 二錢

右為末、每服嬰孩一字、二三歲半錢、四

五歲一錢、以水一藥注、或半銀盞、入棗

子半片、煎十數沸服。

3512

驚疳第六 _{亦名心疳}

聖惠夫小兒驚疳者、由心藏實熱之所致

也。凡小兒襁褓之內、血氣未調、藏腑細微

骨肉輕軟、因其乳哺不時、致生壅滯、內有

積熱不得宣通、心神多驚、睡卧不穩、脊膊

煩悶、口舌生瘡、頰赤面黃髮枯皮燥、多渴

噢水不止、乳食漸微、久而不瘥、體瘦壯熱

故名驚疳也。

仙人水鑑、治小兒驚疳、朱砂丸、五歲至十

五歲並宜服之。

朱砂研三錢　青黛研一兩　黄連

鬱金末為

夜明砂用炒焦黑各半兩

射香　熊膽浸一宿各一錢多

右同研如粉次入浸熊膽水和為丸如

菉豆大空心臨卧金銀薄荷湯下三丸

至五九切忌生冷油膩神效

聖惠治小兒驚疳體熱黄瘦真珠散方

真珠兩半末　金銀箔各細研五十片

没石子一枚　犀角屑　羚羊角屑

天竺黄　朱砂　雄黄

牛黄 　　　射香並細 　甘草炙微

川大黄 　　當歸各剉 　胡黃連各一分

右件藥搗細羅為散，每服以甘蔗湯調

半錢，日三服，量兒大小，增減服之，

聖惠治小兒驚癎，心神煩躁，體熱瘦瘁眠

臥不安，龍腦九方，

龍腦 　　　牛黃 　　　雄黃各細研

麝香 　　　熊膽 　　　青黛各一錢研

蘆薈 　　　臘粉 　　　蟾酥半各分研

天竺黃 　　朱砂研各細 　雀兒飯毫

3515

胡黄連^分各一　蝸牛^{微炒}三七枚

右件藥搗羅為末，同研令勻，以水浸蒸

餅和丸如菉豆大，不計時候，以薄荷湯

下三丸，量兒大小，以意加減。

聖惠治小兒熱過驚疳，青黛丸方。

青黛^{細研}半兩　乾蝎^{微炒}五枚　白附子^{炮裂}

天竺黄　蘆薈^研　牛黄^{細研}

射香^{研各細}　胡黄連　地龍^{微炒各}一分

右件藥搗羅為末，用夜明砂半兩，糯米

中炒，米熟為度，去米入湯，細研，夜明砂

為糊入諸藥末同研令勻丸如菉豆大

三歲以下淡生薑湯下三丸以上加五

丸不得多服

治小兒驚癎火不差蘆薈丸方

蘆薈半兩細研　龍腦細研　射香二分研

熊膽各細研　黃連去頓　蛇蛻皮灰

蛜蝛微炒各　田父各一分令黃　地龍炒各微

蝸牛微炒令黃　蟬殼微妙去翅足

右件藥搗羅為末錬蜜和丸如菉豆大

每服以粥飲下五丸更量兒大小增減

蟬殼 七枚微炒　虎睛 一對酒浸

母丁香 十枚　蛜䗪 作餅子裹燒灰　虎睛 一宿微炙 用大麥麵

右件藥搗羅為末，都研令勻，以豬膽汁
和丸如黍米大，每服㕮汁化破二丸、一
丸滴兒鼻中，一丸灌入口內，立效。

聖惠治小兒驚痟，眼熱澀，多睡，心悸不安，

肌肉黃瘦，虎睛丸方。

虎睛 一對酒浸
天竺黃 研細　犀角屑 已上各半兩　子芩　山梔子皮去　射香 研細
川大黃 剉微炒 各一兩

右件藥搗羅為末、以糯米飯和、丸如菉
豆大、每服以薄荷湯下三丸、汗出并吐
出涎為效、三歲以上、加丸服之、

聖惠治小兒驚疳、肌膚羸瘦、心神煩熱、口
鼻瘡蜃、宜服青黛丸方、

青黛　　　　牛黃　　　　射香

蘆薈　　　　朱砂末　　　雄黃研各細

犀角屑　　　真珠末　　　琥珀末

胡黃連各分　一蟾酥大研入　夜明砂炒微

瓜蔕分各　龍腦細研　乾蟾燒灰一枚

3519

蟾酥七枚微炒　虎睛一對酒浸微炙

每丁香十枚　蜣螂二枚用大麥麵作餅子裹燒灰

右件藥擣羅為末都研令勻次猪膽汁

和九如黍米大每服妳汁化破二九一

九滴兒鼻中一九灌入口內立效

聖惠治小兒驚癎眼熱澀多睡心悸不安

肌肉黃瘦虎睛九方

虎睛一對酒浸炙令黃　犀角屑巳上各半兩　射香研細

天竺黃研微炒　子芩

川大黃各一兩　山栀子灸去

巴豆去皮心研紙裹壓去油

牛黄一分細研各　龍腦頭去蘆　黄礬煆令赤各一分亦　真珠研末令赤

右件藥擣羅為末都研令勻煉蜜和丸

如麻子大每服以奶汁下三丸量兒大

小加減服之

聖惠治小兒驚痢乳食留滯身熱腦乾睡

中驚悸天竺黄丸方

天竺黄　雄黄　熊膽

射香　朱砂　蘆薈研細各

乾蝎炒微　犀角屑　胡黄連

丁香各一　龍腦細研一錢　蟾酥大研入一杏仁

巴豆三粒去皮心研紙裹壓去油

右件藥擣羅為末入研了藥令勻用糯

米飲和丸如黍米大每服空心以溫水

下三丸

聖惠治小兒驚痫壯熱及睡中多汗心神

煩躁多驚鐵粉丸方

鐵粉三分細研　射香一錢細研　朱砂

天竺黃　青黛　熊膽

蛇黃研各細　丈君子末　黃連

3522

右件藥都研令勻以米飯和丸如麻子
大一二歲每服用粥飲下三丸三四歲
每服五九日二三服

聖惠治小兒驚疳遍體生瘡夊君子丸方

雄黃 　　　　　射香
史君子 十枚 　朱砂 一分各細研
　　田父 微黃 　黃連 去須
　　　　　三枚灸 　半兩

右件藥搗羅為末入研了藥令勻以糯
米飯和丸如菜豆大一歲以粥飲下一
九日三服

聖惠治小兒驚疳遍身壯熱疾涎不利青

黛丸方

青黛半兩　　腦射　　臘粉

晚蠶蛾炒微　蟾酥各半　白薑蠶末一分

右件藥都細研為末錬蜜和丸如泰米

大每服以臘粉薄荷湯調臘粉半分化

破一丸服得吐瀉出涎黏惡物為度量

兒大小以意加減

聖惠治小兒驚癇心悸壯熱手足抽掣牛

黃丸方

牛黃　　　雄黃　　　天竺黃

朱砂研各細　犀角屑　蟬殼

乾蝎並微炒各半分　蝸牛炒各黃三七枚　天漿子三七

右件藥擣羅為末都研令勻錬蜜和丸

如菉豆大每服以薄荷湯下五丸看兒

大小臨時增減

聖惠治小兒驚痹身體壯熱發歇不定腹

中壅悶宜服臘粉丸方

臘粉　射香一錢細研各研　蟾酥半錢

牛黃　朱砂一分各細研研

巴豆二十枚用油一小盞炭爐子內煎候熱即一簡炮入油內爆者此

入水内掠了控出

去黑皮及油用

右件藥並須精好、都研令匀、用水浸熬

餅和丸如黄米大、每服以粥飲下一丸、

日二服、相利為效。

壓　治小兒驚疳退上焦熱、胡黄連丸方、

胡黄連　分末一

天竺黄　兩半　蘆薈

熊膽　各半

腻粉　錢各半　腦射

牛黄　雄黄　朱砂　錢各一

右件藥、都細研如粉、用軟飯和為丸、如

栗粒大、每服以粥飲下五丸、日三服。

聖惠治小兒驚癉衆諸疾常服萬壽丸方

人參去蘆頭　白茯苓　犀角屑

青橘皮湯浸去白瓤焙

朱砂細研水飛過各半兩　木香二分

川大黄並細研　當歸並剉微妙　牛黄

射香各一分

右件藥擣羅為末入研了藥令勻以燒飯和丸如黍米粒大每服以溫水下五

九日三服

聖惠治小兒驚癉腹中有癖氣夜啼不止

金恐可塗字

牛黄丸方、

牛黄研細   人参去蘆   柏子仁

茯神   赤芍药   羌活各一

紫胡苗去   川大黄剉微炒   蛇蛻皮燒灰

大麻仁   鱉甲黄去裙襴金醋灸令

梹榔而各半   蚱蟬翅足微炒   一七枚玄

右件药搗羅為末、都研令勻、錬蜜和丸

如菜豆大、每一歲兒乳食前以粥飲下

一丸、

太醫局熊膽丸、救府退驚、治壯熱昏憒、嘔

吐痰涎、煩、赤面、黄鼻、乾、目澀、有時盜汗或

即虚驚、荏苒不除、乳食不進方

熊膽　研

射香　研一分

天漿子　炙炒各

螺兒青黛　研一錢

胡黄連　二銖　細墨　半錢　末谷燒淬

史君子　蔵枠末　寒食麵　三錢

右件一處同研匀、用白麵糊和、丸如泰

米大、每服五丸至七丸、米飲下、不計時

候服。

譚氏殊聖治小兒驚疳黄龍丸方

3529

胡黄連一兩　麝香　牛黄

朱砂各一

右為末，用猪膽為丸，如麻子大，用薄荷

湯下三丸，至五丸，多渴亦可服。

銖乙大胡黄連丸，治一切驚疳，腹脹蟲動，

好喫泥土、生米，不思飲食，多睡哽哑，藏腑

或祕或瀉，肌膚黄瘦，毛焦髮黄，飲水，五心

煩熱，能殺蟲消進飲食，治瘡癬常服不瀉

痢方，

胡黄連　　黄連　　苦楝子各一兩

3530

白蕪荑 _{去麻半兩}_{秋初二分别}

乾蟾頭 _{燒存性各一分别}

青黛 _{一兩半研}

蘆薈 _{别研一錢}

射香 _{别研}

右先前將四味為細末，豬膽汁和為劑，

每一胡桃大，入巴豆仁一枚置其中，用

油單一重裹之，蒸熟去巴豆，用米一升

許蒸米熟為度，入後四味為丸，如難丸

少入麵糊，丸麻子大，每服十丸、十五丸，

清米飲下，食後臨臥，日進三兩服。

張渙參黃丹治驚府挾熱、夜臥驚悸方。

人參　胡黃連　天竺黃研半兩

乾蝎二十一筒微炒　天漿子二七筒乾者微炒

已上為細末、次入

青黛　朱砂各一分並　龍腦壹分並細研

右件一處拌勻、煉蜜和丸如黍米大、每

服十粒人參湯下、量兒大小加減、

張渙又方、天竺黃丹、

天竺黃細研一兩　晚蠶蛾　白姜蠶各微炒

川黃連各半兩

已上搗羅為細末、次用

朱砂　青黛　射香 各細研 各一分

右件拌匀粳米飯和、丸、如黍米大、每服

七粒至十粒、煎人參湯下、量兒大小加

減、

萬金方、治小兒心府體熱黄瘦真珠散

真珠 末　麥門冬 去心各半兩　天竺黄

金銀箔 十片各研五　射香 研各細　胡黄連

牛黄　羚羊角 屑　川大黄 炒

甘草 炙　朱砂

當歸 炒微　朱砂　雄黄 研

金當金字
汁當汗字

茯神

犀角 眉 各二分

右擣羅為散、每服以茵蔯湯調半錢、量
兒大小服之、

萬金方、治小兒心府壯熱、及睡中多汁神
思煩躁多驚、鐵粉丸、

鐵粉 研分

朱砂 研

蛇黃

熊膽 研各

人參

青黛 研入

牛黃 研半分

射香 研一錢

天竺黃

茯苓

丈君子

黃連 各一分 並為末

右件藥都研令勻、以粟米飯和丸、如麻

子大小二歲每服三丸以粥飲下至三

四歲每服五九日二服

莊氏家傳治小兒驚疳常服諸疾不生痘

肉光潤保生九方 壯季揚傳

乾蝦蟆頭 一箇大者溫水洗七過 嚥乾奎酥炙令黄熟

宣連

史君子 各半兩

胡黄連

人參

先以五味一處搗羅為末

香墨 細研 二兩

朱砂 各知研

好射香 研一分細

蘆薈 半兩

右九味，再一豪同研勻細，用獖豬膽汁
浸蒸餅心為丸，如黃米大，每服十丸，至
十五丸，清粥飲下，日三兩服，煎仆葉甘
草湯下亦得。

莊氏家傳治小兒驚疳龍腦丸方

腦麝

雄黃　熊膽　青黛研　各

宣連

牛黃　蘆薈

朱砂水飛名一分　胡黃連

沒石子各半兩

右件藥為末，再研鍊，宣州苦蜜和，丸如

萸蕤_{各一}

钓藤_{各一}　甘草_{各二}　人参

朱氏家传治小儿肚大项小，即是惊疳方，

须史吐泻妙，

如麻子大，每服三五丸，金银薄荷汤下。

右阿魏先研次二味同细研入少汤丸

射香_少　　辰砂_{字一}　真阿魏_半

吉氏家传治惊风疳方

饮新水下亦得

某丑大，每服五九至七九，薄荷汤或米

右件為末，以水一茶椀，入藥二錢，煎取

一大合，去滓，重煎溫服

長沙醫者鄭愈傳治驚府冷瀉霍乱吐瀉

痢調中平氣

人參　　　藿香　　　黄橘皮錢各二

木香　　　丁香　　　胡椒七粒各二

茯苓　　　良姜錢各半　甘草炙二錢

呵子二ヶ取肉

右件為末安服一字或半錢薄荷湯下

吐瀉粥飲下

食癖第七　亦名
　　　　　　脾癖

聖惠夫小兒食癖者，呐脾胃不調，乳食過
度，傷於藏腑之所致也，是以小兒百日之
内，腸胃尚微，哺乳猶少，三歳之外，氣血漸
盛，乳食則多，其乳母須在調適寒溫，知其
飲節減省五味，令氣血和平則孩獨無病
也若飲食不節坐冷過多，積滞不消，在於
腸胃致成食癖也，其状面色痿黄，肌體羸
瘦，腹大脚細，毛髮乾焦，鼻口常乾，好喫泥
土，腦中大熱，肚上青筋，口舌生瘡，水榖不

3539

化、下痢無度、漸漸困羸者、是其候也。

聖惠治小兒痃癖、長肌膚、益顏色、化宿食、治腸胃、利氣調中、能破積聚、檳榔丸方。

檳榔　　　　　　朱砂　　　　　代赭

射香研各細　　　乳香入研　　　五靈脂

肉荳蔻散去　　　木香

阿魏為麵裹煨麵熟

巴豆七枚去皮心研，紙裹壓去油　　蟾頭一枚黃焦炙

右件藥擣羅為末、同研令勻、以麵糊和

丸如黍米大、每服以溫生薑湯下二九

量兒大小以意加減、

聖惠治小兒食疳腹中多痛、大腸或痢、鼻
痒乾瘦、時有體熱、木香丸方、

木香　　　　胡黃連　　蟾頭炙令焦黃

射香　　　　蘆薈　　　青黛

雄黃 研細　香墨　　　熊膽 各一分

史君子半兩　各半兩

右件藥擣羅為末、鍊蜜和丸、如菉豆大、

每服以粥飲下五丸、量兒大小、以意加

減、

聖惠治小兒食癥水穀不消心腹脹滿好

吃泥土肌體瘦弱訶梨勒丸方

訶梨勒皮 三分　肉荳蔻 一枚去殼　青黛

射香　蘆薈　朱砂 研 各細

熊膽 研入 一分

右件藥搗羅為末都研令勻用酒煮粳

米飯和丸如黍粒大每服以粥飲下三

九日二服量兒大小增減服之

聖惠治小兒食癥腹脹體瘦宿食不消多

啼壯熱代赭丸方

代赭　朱砂研各細　亦石脂　各一

巴豆十枚去心皮研　紙裹壓去油

杏仁一七枚銅針穿燈上　為度別研

右件藥並須新好入乳鉢同研令勻用

飲和丸如粟米大每服以粥飲下一丸

乳汁亦得量兒大小以意加減

聖惠治小兒食癰心腹虛脹妨悶或時熟

渴犬黃丸方

川大黃剉微黃連須去　桂心各細　射香研各細

代赭一兩細研各　朱砂

巴豆去皮心研紙裹

杏仁炒黃研如膏各半兩　　木香　肉豆蔻二顆去殼

右件藥擣羅為末入巴豆杏仁都研令

勻煉蜜和丸如麻子大每服以粥飲下

三九量兒大小加減服之

聖惠治小兒食癥腹脹桃花散方

桃花一分　乾蟾令焦　肉豆蔻去殼

青黛研細　赤芍藥　紫筍茶兩各半

右件藥擣細羅為散每服以溫粥飲調

下半錢看兒大小臨時加減

聖惠治小兒食癥不欲乳食羸瘦抵聖散

方、

蟾一枚炙酥　蝼蛄去翅微炒　三　麥蘗炒微

神麴炒微黄　各一分

右件藥擣細羅為散每服以粥飲調下

半錢量兒大小加減服之、

傳濟治小兒癖食氣頭面虛腫腹內泄瀉

面色痿黄頭髮作穗心腹脹滿肚上青筋

㕹坡黄連丸方、

虾蟆一箇洗腹肚以酒

虾蟆浸炙令黄香熟哇

木香　　沉香　　丁香分各一

射香少許　胡黄連　黄連九節著

木鱉子各半兩用水淘洗去心膜羊油

巴豆二十一粒用水淘洗去心膜羊油再研如

麫上

右件一十味細杵羅為末以水浸蒸餅

為丸如蘿蔔子大空心臨臥米飲下一

九三歲以上二九至三九忌黏滑物

張渙史君子丹治脾府能食不生肌肉或

時下利方

史君子二两去皮炒

木香　厚朴製姜汁并搗羅為細末各一兩次用　没石子南番若　丁香

胡黄連　肉豆蔻各一兩

真蘆薈　射香一分研各

右件同拌勻，以栗米飯和丸，棗米大，每

服十粒，煎橘皮湯下，乳前。

張滷木香煎治食疳不知肌飽，積滯內傳，

腹大脚細，下咖和無度方。

南木香剉　肉豆蔻　史君子各去殼

胡黄連　五靈脂兩各一　乾蟾灸二箇酥

3547

已上捣罗为细末，次用

巴豆七筒，去皮心膜

纸裹象出油细研

射香一分，细研

右件同拌匀滴水于石臼中捣二三百

下，和如黍米大，每服二粒至三粒，温止

姜汤下，乳食后看儿大小加减、

张涣揀榔丹治食癥能食不生肌肉宜常

服方、

揀榔麺裹炮麺

木香

胡黄连乾为度各一

代赭石一分

两

已上各捣罗为细末，次用

香墨 燒存性 射香 細研各一分

右件同拌勻、糯米飯和、丸黍米大、每服
十粒、煎橘皮湯下、食後量兒大小加減、

張渙肉荳蔻丹治食症肌瘦疢積常服尤
佳方、

肉荳蔻　使君子 去翅各

青橘皮 炒黃各一兩　牽牛子 炒黃一分

已上搗羅為細末、次入

蘆薈 研一分　射香 研一錢

右件一處拌勻、用糯米飯和、丸如黍米

大，每服十粒，生姜湯下，食後量兒大小
加減。

萬全方、治小兒脾痹、水穀不消、心腹脹滿
好喫泥土、肌體瘦弱、訶梨勒丸。

訶梨勒皮〔分三〕 肉荳蔻〔一枚〕 檳榔〔半兩〕

陳橘皮〔去瓤〕 人參 蘆薈

青黛 麝香 熊膽

朱砂〔研，各一分〕〔五味並細〕

右件擣羅為末、都研令勻、用酒煮粳米
飯和丸、如黍粒大、每服三丸、粥飯下、量

3550

见岁数增减服

万全方、治小儿脾疳、心腹虚胀、妨闷、或时

热渴、犬黄丸、

川大黄 剉炒 黄连 桂心

代赭 细研 巴豆 去皮心研纸

朱砂 研 射香 研一两各 木香

人参 杏仁 麸炒黄研如膏

京三棱 两各半 肉豆蔻 去壳二颗

右件捣罗为末、入巴豆、杏仁、都研令匀、

炼蜜和丸、如麻子大、一服三丸、以粥饮

張氏家傳治小兒消痹消食丸方

神麴　　麥糵　　胡黃連

蕪荑等分

右為末酒煮糊為丸、如栗米粒大、飲下

莊氏家傳治小兒痹疳冷熱瀉方

宣連一分　　木香半分

右件二味微炒過、羅成細末、米飯為丸

如栗米大、每服五九七九、米飲下、日三

服、大妙、

下、

孔氏家傳，治小兒脾疳方。

胡黃連　　史君子　　五味子

檳榔錢半　　南木香錢半

右為末棗飯丸如菉至大飯內與五七
九，日三服。

王氏手集消疳丸，治小兒食疳乳癖腹脹
羸瘦揉鼻咬甲好食泥土下痢色雜煩渴
面黃寒熱喘滿不生肌膚方。

訶子皮五簡　　檳榔兩簡　　肉荳蔻一簡

木香　　丁香　　蓽澄茄

青皮鍰各一　縮砂箇一　栗米合

巴豆二十

巴豆一箇

右為齏末燒巴豆一豪炒令黃色揀去

巴豆不用為末墨水麵糊和九每服十

九食前粟米飲下

氣疝第八<small>亦名肺疝</small>

聖惠云夫小兒氣疝者由乳食不調內有

壅熱傷於肺也肺生於氣其氣不榮則皮

手枯燥欬逆上氣多涕交流壯熱增寒揉

鼻咬甲骨遏赤痒鼻內生瘡腦熱多嚏腹

3554

脹滿、乳食減少、下利無常、皮上粟生、糞中^腸

米出、漸漸羸瘦、故名氣疳也、

聖惠治小兒氣疳狀熱增寒、腹脹下利、皮

膚乾燥、眼澀揉鼻、乳食難化、日漸羸瘦、麝

香丸方、

射香 研細　　　　熊膽 研入 各　　赤茯苓 一錢 微

胡黃連　　　　　蘆薈 研細　　　京三稜 炮

桂心 一　　　　　川大黃 剉碎炒 各一分

檳榔 一枚　　　　當歸 炒微　　　木香 各半分

右件藥搗羅為末、鍊蜜和丸、如菉豆大、

每服乳食前以溫粥飲下五丸、量兒大

小以意加減、

聖惠治小兒氣疳、髮毛乾立、口無津液、或

時下利、多渴、不欲乳食蘆薈丸方、

蘆薈　　　牛黃　　　青黛

熊膽微　　雄黃　　　射香研各細

蟬殼炒去翅之微　人參頭去蘆　黃連須去

蛐蜋炒各一分　　　　　訶梨勒皮分三

蝦蟆一枚塗酥炙微黃

右件藥擣羅為末、都研令勻、以軟飯和、

3556

九如菉豆大，每一歲以暖水下三丸，常

眼令兒悅澤無病。量兒大小，以意加減。

聖惠治小兒氣疳，頭髮乾立，心腹脹滿，肌

體黃瘦，乳哺不消，射香丸方。

射香　　　朱砂　　　蘆薈　各細研

肉豆蔻去殼　檳榔　　夜明砂炒微

青皮湯浸去白焙各一分　胡黃連半兩

乾蟾炙微黃一枚酥

右件藥搗羅為末，都研令勻，以棗肉和，

丸如菉豆大，每歲以粥飲下三丸，日三

服、

聖惠治小兒氣疳能益顏色、長肌膚、消積
滯殺疳蟲宜常服朱砂丸方、

朱砂 　　　　射香 　　　熊膽

蘆薈研各細 　　蝟牛微黃炒令 　　使君子

五靈脂 　　　　胡黃連分各一

右件藥擣羅為末、都研令勻、以燒飯和
丸如菉豆大、每服以粥飲下五丸、量兒
大小以意加减、

聖惠治小兒氣疳瘦無力、五灵脂丸方、

五靈脂　　　蟾頭　塗酥炙　蟬殼

夜明砂　炒各微　微黄　　　　　青黛　細研各
　　　　　　蝸牛　　　　　　　　　　一分
　　　　　　著濕

射香　　　雄黄　半分　各細研

右件藥擣羅為末，入研了藥令勻用糯

米飯，并蝸牛和，丸如菉豆大，每一歲以

溫茶下一丸，後用藿香湯洗兒後，以青

熟衣蓋，令蟲盡出，

九方，

檳榔　　　　木香　　　　青黛　半兩
　　　　　　　　　　　　　　細研各

聖惠治小兒氣疳腹脹煩熱大便難檳榔

3559

續隨子 分一 射香 細研半分

蟾頭 炙令焦黃一枚坐酥

右件藥擣羅為末入研了藥令勻鍊蜜

和丸如菉豆大每服以温水下三丸看

兒大小臨時增減

聖惠治小児氣疳腹內有積惡滯結之物

宣先服搜病青黛丸方 宜

青黛 木香 分各一 檳榔

肉荳蔲 去殼各一枚 射香 細研半分

黃連 去鬚一兩 巴豆 川大黃 炒剉微

3560

鳖甲坐醋矢令黄去
祝褙各半两

右件药先取黄连巴豆二味以淡浆水

三搅煮令水尽候乾取出巴豆去皮心

研如膏纸裹压去油只黄连曝乾然後

与诸药都捣罗为末用猪胆汁和丸如

麻子大壹二岁每服空心以粥饮下二

九三四岁每服三九至四九每隔三日

一服量儿大小加减服之取下恶物为

效次宣服诃梨勒丸补之取下恶物後

宣服诃梨勒丸方

訶梨勒皮　草荳蔻　人參去芦五

白术　陳皮湯浸去白麩焙

白茯苓各半兩　甘草赤剉微炒　丁香各一分

右件藥擣羅為末煉蜜和丸如麻子大

一二歲每服以粥飲下三丸三四歲每

服五丸空心午後各一服量兒大小以

意加減

聖惠治小兒氣瘀腹脹時痛體瘦代赭丸

方

代赭　朱砂研各細　川大黃

3562

當歸 各剉微炒　　　桂心　　　　萆薢 剉

木香 各半　　射香 細研

巴豆 一分去皮心 研紙裹壓去油

右件藥擣羅為末入研了藥令勻鍊蜜

和丸如黃米大一二兒歲每服用粥飲

下三丸三四歲每服五丸空心午後各

一服量兒大小以意加減

聖惠治小兒氣痃不欲乳食時復腹痛木

香丸方

木香　　　　胡黃連　　　　當歸 剉微炒

3563

訶梨勒 煨用皮 各半錢

青橘皮 去白 湯浸 麩炒 一分

射香 一錢 細研

右件藥搗羅為末，用粟米飯和丸如菉
豆大，每服不計時候，以粥飲下三丸，量
兒大小，以意加減。

譚氏殊聖方

小兒多熱積為驚，口內焦乾面色青，
咬甲憂藍仍喫土，時、欬嗽夜多聲，
氣痞傳藏心頭痛，搯眼揉眉不轉睛，
求取早龍蟾一箇丁香頓服便惺惺。

龍香九

丁香母三箇　麝少許　青黛一分

蟾一箇去肚炙令黃色

右為散、煮聚水飯為九、如粟米大、溫水

下三九、

張渙射香丹、治小兒肺瘅、皮毛枯燥、欬嗽

上氣方、

紫蘇子炒微　五味子各一半　半夏洗七遍湯半兩

胡黃連一兩　乾蟾一枚煨酥炙微黃色已上擣羅為細末次用

射香　蘆薈　朱砂研各細

右件一處拌勻，以棗肉和丸如黍米大，

每服五粒至七粒，米飲下，量兒大小加

減。

張渙靈砂丹　因啌成疳最宜服之

人參蘆頭　　甜亭蘽研　五靈脂

　　半兩去　　　　　　　各細

胡黃連細末為　射香　　蘆薈研各細

　　　　　　　　　　　　半兩研

杏仁麩炒去皮　　　　　辰砂細研

　　各一分

右件一處拌勻，以粳米飯和丸如黍米

大，每服十粒，煎人參湯下，量兒大小加

減。

猴涎五靈脂丹火嗽恐成痹常服尤佳方

五靈脂　　蟬殼炒微　欸冬花各半

蟾頭一枚塗酥炙微黃已　細末次用　青黛研

雄黃一分細研各

右件藥一處拌勻糯米飯和丸如黍米

大每服十粒煎人參湯下不拘時候量

兒大小加減

萬全方　治小兒痳症壯熱增寒腹脹下痢

及膚乾燥眼澀揉鼻乳食難化日漸羸瘦

射香丸

射香研細　熊膽研入　半錢各　赤茯苓錢一

款冬花　杏仁麸炒微黄　胡黄連研

盧薈研　京三稜炮微　桂心微　當歸炒

川大黄一分微炒各半

木香分半　檳榔二枚

右件擣羅為末、鍊蜜和丸、如菉豆大、每

服五丸、乳食前、以溫粥飲下、量兒大小

以意增減。

萬全方　治小兒脾疳、不欲乳食、時復腹痛

胡黄連丸

胡黄連

當歸 炒剉微

訶梨勒皮

木香 各半兩

青橘皮 湯浸去白瓤焙

紫蘇子 湯浸去皮尖麸

杏仁 炒微黃各一分

射香 一錢 研入

右件擣羅為末，用粟米飯和丸如菉豆

大每服三九，以粥飲下，量兒加減眠

張國林小兒肺癰方，安師云，此方救人甚

多渠家見單賣此藥、

真珠 粒七十

辰砂 半錢

人參 五錢

甘草 各二 錢

射香 字半

輕粉 七

白附子简一

右件先将人参甘草剉碎炒熟、白附子
炮碾末、次研入真珠辰砂麝香轻粉匀
畢、每服半钱或一字用金银薄荷煎汤
调服、日进一服、食後服、只三服、其师痊
立愈、

长沙医者郑愈传治腹胀似鼓兼日晚壮
熱、名为气痹木香散方、

木香　钱一　　　牛蒡子 焙炒 无上 各
二
腻粉 字一　　　　陈皮 钱各
二

右件為末，每服半錢，陳橘皮湯調下。

急疳第九 亦名腎疳

聖惠云：小兒急疳者，由乳哺不調，其肥過度之所致也。凡甘味入於脾，而動於蟲，但蟲因甘而動，傷於藏腑，若上蝕齒斷，則生瘡，出血，齒色紫黑，下蝕腸胃，則下利無常，肛門開張，生瘡，赤爛，皮焦髮立，乳食不消，身體羸瘦，若不早療，便至骨盲，故曰急疳也。○聖惠治小兒急疳，羸瘦，下利，口內生瘡，蝕蟲，雄黃九方。

雄黃

朱砂 各細研

黃蘗 燒令通赤

細辛

甘草 灸微赤剉一分

蚱蟬 炒去翅足三七枚

乾蟾 灸令黄一枚童酥

蘆薈

龍膽 去蘆頭

當歸 剉微炒

莨菪子 水淘六浮者煮芽出炒令黄

青黛 微灸

黃藥 剉微

白礬 燒令汁盡

射香 細研一錢

右件藥搗羅為末入研了藥令勻以麵
糊和丸如菉豆大不計時候以粥飲下
五九量兒大小以意加減

此疑有誤

蘆薈九

蘆薈拆九多與服矣交傳火壯膨腑膊

蘆薈　黃蘗　大黃〈各一錢〉

朱砂〈半錢〉　巴豆〈一粒去油〉

右件為末，用積猪膽汁調於飯上蒸少時，入射香少許為九。〇大每服三五九，熟水吞下。

幼幼新書卷第二十三